MODIFICATIONS

DE LA

PHALANGETTE

DANS LA SUEUR, LE RACHITISME

ET L'HIPPOCRATISME

Dr ESBACH.

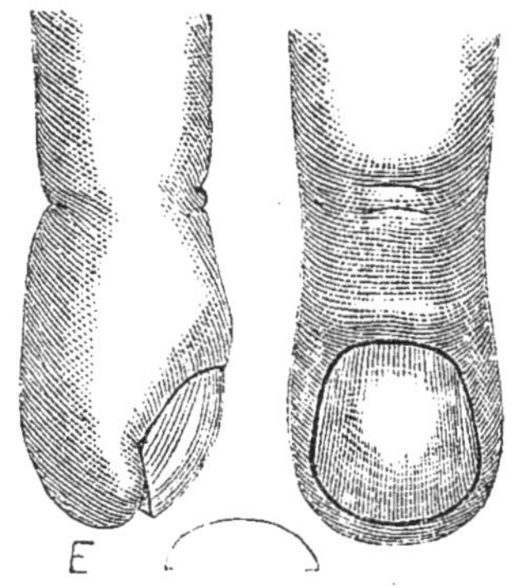

Avec 60 figures dans le texte.

PARIS

V. ADRIEN DELAHAYE et Cie, LIBRAIRES-ÉDITEURS,

PLACE DE L'ÉCOLE-DE-MÉDECINE.

1876

MODIFICATIONS

DE LA

PHALANGETTE

DANS LA SUEUR, LE RACHITISME ET L'HIPPOCRATISME

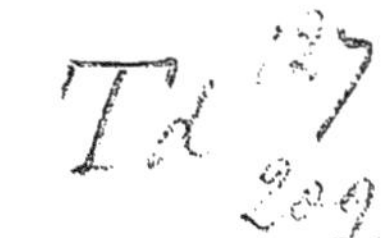

MODIFICATIONS

DE LA

PHALANGETTE

DANS LA SUEUR, LE RACHITISME

ET L'HIPPOCRATISME

Dr ESBACH.

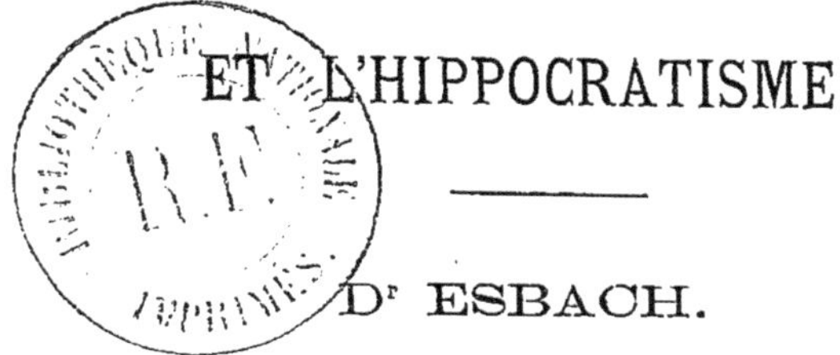

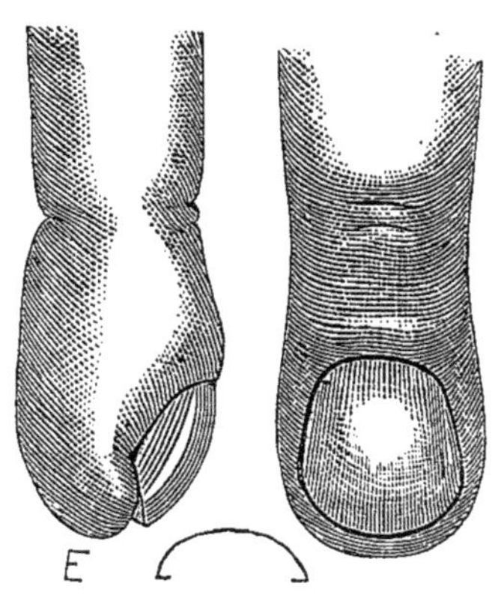

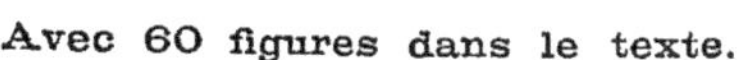

Avec 60 figures dans le texte.

PARIS

V. ADRIEN DELAHAYE ET Cie, LIBRAIRES-ÉDITEURS,

PLACE DE L'ÉCOLE-DE-MÉDECINE.

1876

MODIFICATIONS

DE LA

PHALANGETTE

DANS

LA SUEUR, LE RACHITISME ET L'HIPPOCRATISME

**Théories étiologiques sur le rhumatisme, le rachitisme
et l'hippocratisme**

INTRODUCTION.

La forme des doigts et notamment de la dernière
phalange est assez variable, cela ne peut être l'effet du
hasard. Bien qu'il semble téméraire de rechercher les
causes de faits complexes, j'ai pensé que, avec plus ou
moins de bonheur, il serait possible de rattacher à des
conditions générales, quelques-uns des faits nouveaux
qui se présenteraient.

En cherchant (un peu à l'aventure dans le principe),
nous avons fait à chaque sujet des questions qui, répétées
un grand nombre de fois, nous ont fourni les éléments
propres à une étude statistique. Ce sont les résultats
obtenus de celle-ci, qui feront l'objet de la première

partie de notre mémoire. Réunis aux faits signalés par des observateurs d'un mérite incontestable, et comparés aux lois connues de la physiologie, ils seront, à l'occasion, la base d'explications ou théories.

Dans une seconde partie, nous reproduisons les dessins ou types de doigts que nous avons rencontrés, et auxquels ont été comparés tous les sujets qui rentrent dans nos statistiques. A la suite de chaque type, nous donnerons quelques observations *comme exemples répondant aux résultats signalés* dans la première partie.

Notre objectif a été exclusivement le *médius* de la main gauche, parce qu'il est d'une forme symétrique, qu'ensuite il offre des dimensions assez grandes, enfin comme étant moins sujet à déformation professionnelle que le pouce et l'index d'une part, et que tous les doigts de la main droite d'autre part.

Pour des raisons analogues, les sujets observés sont tous compris entre 15 et 45 ou 50 ans ; nous n'avons donc que des adultes. Le nombre s'en élève à près de 500.

Nos observations ont été faites dans les services de MM. Tillaux et Millard pour l'hôpital Lariboisière ; de MM. Potain, Delpech, Laboulbène, Chauffard, Guyon et Désormeaux pour l'hôpital Necker. J'adresse à ces hommes distingués l'expression de ma plus vive reconnaissance, pour leur accueil libéral et bienveillant.

Nota. — Pour assurer l'exactitude de la reproduction, j'ai dû dessiner les bois ; qu'on soit donc indulgent sur l'effet artistique, pour ne considérer que les lignes principales. Je dois mes remerciments à M. Belhatte, mon graveur, pour le secours qu'il m'a apporté.

PREMIÈRE PARTIE

I.

ONGLE ET PHALANGETTE.

La phalangette est le troisième segment du doigt, c'est elle qui le termine.

Nous insisterons peu sur sa description.

Le squelette est représenté par un os d'ensemble cônique et dont l'extrémité est plus ou moins en raquette (voyez fig. 6).

Les parties molles sont représentées par la peau et un tissu cellulaire, abondant surtout à la face palmaire (pulpe du doigt). A la face dorsale, et médiatement rattaché au périoste, est l'ongle.

La phalangette jouit de mouvements antéro-postérieurs médiocrement étendus ; ils n'ont lieu que dans le sens de la flexion. Fléchie, elle est ramenée en arrière par le tendon extenseur. Ce dernier s'insère au bord supérieur de la face dorsale de l'os, tandis que le tendon fléchisseur s'attache à toute l'étendue du second quart supérieur de la face palmaire.

Par son lieu d'implantation, l'action du fléchisseur est puissante, et de plus, favorable à la déformation de l'os et du doigt, si, par une cause quelconque, le rachitisme par exemple, l'os perd de sa rigidité.

Ongle. — L'ongle est une production épidermique, comme le sont les poils et les cornes, mais se rapprochant

plus de l'épiderme proprement dit, que de ces derniers :
La configuration de l'os phalangette peut se résumer à
deux parties; l'une, la supérieure, est très-courte, large
et épaisse, elle est articulaire; l'autre, qui répond aux
trois quarts inférieurs, est plus étroite que la première et
supporte l'organe appelé ongle.

On a donné le nom de *matrice de l'ongle* à la couche de
derme qui supporte et sécrète en quelque sorte cette
lame cornée.

Ce derme est assez étroitement uni au périoste, ce qui
lui assure une grande fixité.

L'ongle est plus long qu'il ne paraît, car le tiers supérieur environ se trouve caché par la peau, ou pour
mieux dire, par le *derme sus-unguéal.*

Suivons le trajet de celui-ci, en allant de haut en bas.
A l'endroit où la peau laisse apparaître l'ongle, le derme
ne s'arrête pas, mais s'adossant à lui-même, il remonte
jusqu'au bord supérieur de l'ongle, le contourne et vient,
en descendant, se prolonger au-dessous de lui.

Le derme forme donc, en résumé, deux couches sur
l'ongle et une au-dessous; cette dernière se prolongeant
dans toute la longueur de la face profonde de cette lame,
pour se continuer avec le derme de l'extrémité du doigt.

L'épiderme, on le sait, est formé de deux couches
séparables par macération; l'une profonde ou muqueuse,
l'autre superficielle, dure, sèche, imperméable aux liqui-
des, et qu'on appelle couche cornée. Il n'y a peut-être là
qu'une question d'âge, car à mesure que de nouvelles
cellules viennent profondément augmenter la couche
muqueuse, les plus superficielles de cette couche s'a-
platissent, se durcissent et forment la surface cornée.
Revenons à l'ongle.

Lorsque le derme se replie pour s'adosser à lui-même,
la couche cornée de l'épiderme forme un bourrelet plus ou
moins saillant, et assez adhérent à l'ongle qui l'entraîne
plus ou moins. Elle forme ce bourrelet par son propre
adossement, puis, remontant profondément, elle vient se
terminer et se confondre avec la partie cachée de l'ongle.
Celui-ci n'est donc pas une dépendance de la couche
cornée de l'épiderme, mais bien de la couche muqueuse,
qui le constitue entièrement. La connaissance de ce fait
est due au professeur Sappey.

Supprimons l'ongle. Il ne restera que le derme dont
nous avons suivi l'évolution, et dont la coupe longitudinale présentera en haut, un sillon d'où partent les deux
lames sécrétantes. L'une, la plus étendue, correspondait
à toute la face profonde de l'ongle, l'autre au tiers ou au
quart supérieur de sa face superficielle. Que toutes deux
se mettent à sécréter le plasma unguigène, elles produi-
sent une lamelle épidermique qui aura la même disposi-
ion qu'elles; c'est-à-dire simple dans toute la partie
découverte du derme sous-onguéal, et double dans la
partie qui correspond aux deux surfaces cachées et se
regardant.

Que résulte-t-il de cette disposition? c'est que l'ongle
est produit : d'une part, par sa face profonde, ce qui
tend à l'épaissir à mesure qu'il descend, et de l'autre
par le sillon qui l'enclave supérieurement, ce qui le pousse
constamment vers l'extrémité du doigt.

C'est seulement le dernier fait, que connaissait Galien,
quand il dit : « Augentur, non ut aliæ partes in longum.
« latum ac profundum, sed pilorum modo in longum
« solum, subnascentibus semper aliis unguibus novis et
« antiquos propellentibus. » (De usu partium.)

L'ongle s'avance, mais en augmentant constamment en route; de sorte qu'il sera plus épais au bord libre, que vers sa racine.

Le petit croissant qui a reçu le nom de *lunule* n'est point dû à la minceur plus grande qu'offre l'ongle à sa partie supérieure, c'est dans le derme sous-unguéal que réside cette apparence, et voici comment.

Le derme sous-unguéal a la forme d'une ellipse plus étroite en haut qu'en bas. Cette ellipse est coupée vers son tiers supérieur par une courbe qui regarde en haut, limitant ainsi une seconde ellipse supérieure plus pâle.

La matrice de l'ongle est donc formée de deux parties, l'une rouge et l'autre pâle, et c'est précisément une portion plus ou moins grande de cette dernière qu'on aperçoit. La lunule est très-fréquemment cachée sous la peau, surtout chez les rachitiques; nous verrons plus tard (page 42) la raison de ce phénomène.

La portion rouge du derme sous-unguéal doit sa coloration à une vascularisation plus grande et surtout à des veinules qui seraient dilatées et comme variqueuses en certains points. Cette dernière particularité a son importance, nous la retrouverons à propos de l'ongle hippocratique.

Croissance de l'ongle. — L'ongle croît aux dépens d'un plasma fourni par le derme. Les cellules qui la constituent font comme celles de l'épiderme: elles se durcissent et s'aplatissent considérablement au voisinage de la surface libre.

Toutes les conditions générales ou locales qui faciliteront le travail et la nutrition de la peau, seront favorables au développement de l'ongle en longueur, largeur et surtout épaisseur. Telles sont, avant tout, la transpiration d'une part, et de l'autre l'influence de la profession (1).

Nous avons constamment rencontré une plus grande activité, dans la sécrétion de l'ongle, chez les individus qui transpiraient facilement et dans les maladies à sueurs, comme le rhumatisme, la fièvre typhoïde, etc... (Voy. Arc., page 17).

L'accroissement de la production épidermique, en général, sous l'influence de la transpiration, a été remarqué par tous ceux qui se rasent la barbe ; ils sont obligés de se pratiquer cette opération bien plus souvent l'été que l'hiver. Il en est de même pour la croissance des cheveux, il n'en saurait être autrement de l'ongle, qui ne diffère des précédents que par la forme.

Une condition indépendante de l'organisme et qui répond bien au caractère semi-parasitaire des épithéliums, c'est l'influence de la profession. Plus elle est dure pour les mains, plus celles-ci ont à subir les intempéries, plus l'ongle devient épais.

Comme le poil, l'ongle croît en longueur, mais il faut l'entendre d'une certaine façon, et pour ne pas faire ici de géométrie, nous prendrons simplement une image.

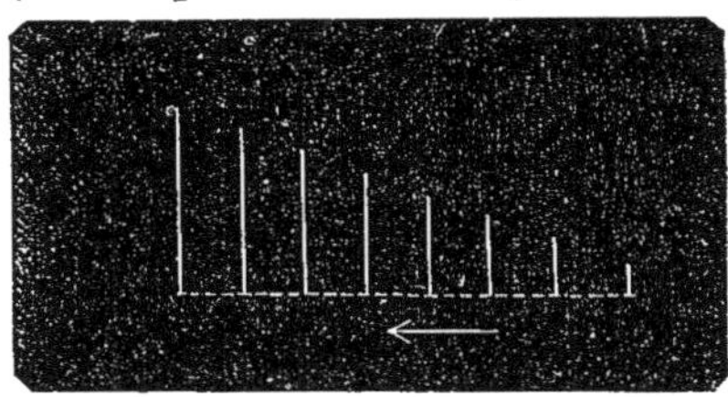

Supposez un cheveu qui, se déplaçant parallèlement à

(1) Il ne faudrait pas oublier l'influence du genre d'alimentation et de l'état de la nutrition générale.

lui-même, continuerait de pousser ; sa plus grande longueur correspondra évidemment à la fin de sa course. La croissance de l'ongle étant en tout semblable à cela ; mesurer son épaisseur au bord libre, comme nous le ferons, c'est mesurer sa longueur, et les variations que subira cette épaisseur correspondront aux oscillations sécrétoires de la matrice.

Dans notre comparaison, le cheveu croîtra de quantités égales dans des temps égaux, si toutefois, dans son trajet, il rencontre une égale fertilité du terrain qui le produit ; mais il augmentera de quantités inégales dans des temps égaux, si dans sa course, il rencontre des parties de terrain inégalement fertiles. Nous trouverons une application de ce dernier fait, dans l'ongle hippocratique.

Remarque. — On ne peut mesurer les variations qui ont lieu dans la production de l'épiderme à la peau, parce qu'il tombe par lamelles à mesure qu'il se produit. D'autre part, il n'est guère pratique d'observer un cheveu, de sorte que mesurer les variations d'épaisseur de l'ongle serait un bon moyen d'observer indirectement le travail cutané et en particulier la production épidermique. Nous appelons l'attention sur ce détail, car il peut être fort utile dans certaines études physiologiques.

Nota. Dans un travail très-intéressant, M. Ancel (1) a étudié l'ongle dans sa physiologie et ses altérations. Malheureusement les points communs à son mémoire et au nôtre sont trop rares, le but est trop différent, pour que nous puissions faire bénéficier la science d'un examen comparatif.

(1) Ancel. Des ongles, anatomie, physiologie et pathologie. Delahaye, 1868.

II.

VARIATIONS D'ÉPAISSEUR DE L'ONGLE.

1° *Relativement au sexe*. — Ayant réuni, d'une part, 55 femmes, de l'autre, 45 hommes, nous avons trouvé comme épaisseur moyenne de l'ongle au niveau de son bord libre :

Chez les femmes,	34,6 centièmes de millimètre.	
Chez les hommes,	38,4 —	—

L'ongle de l'homme est donc sensiblement plus épais que celui de la femme, et cela très-probablement à cause des travaux plus durs du premier, et des pertes que la seconde subit mensuellement.

2° *Relativement à quelques maladies*. — Nous ne signalerons que les maladies pour lesquelles nous avions un nombre suffisant de sujets.

	Hommes.	Femmes.
Rhumatisme,	43,7	36,2
Phymie,	38	34,2
Enceintes, couches, suites de couches récentes.		26
Chloro-anémie et anémie,		27,5
Fièvre typhoïde et convalescence de F. T.		37

Ce tableau nous montre que :

1° Le *rhumatisme*, maladie à sueurs, et chez des sujets qui transpirent déjà naturellement, donne à l'ongle une épaisseur notablement supérieure à celle due aux autres états.

(1) Les épaisseurs sont toujours évaluées en centièmes de millimètre.

2° La *fièvre typhoïde*, du moins pour les quelques femmes que nous trouvons dans nos notes, est sensiblement égale au rhumatisme, nous savons que c'est une maladie à sueurs.

3° La *tuberculose*, prise d'ensemble, sans avoir égard aux périodes de la maladie, donne à l'ongle un peu moins d'épaisseur que la moyenne physiologique.

4° La *gestation*, comme toute dérivation des matériaux albuminoïdes vers un organe, ou une sécrétion active, diminue beaucoup l'épaisseur de l'ongle.

5° La *chloro-anémie*, et en général la misère physiologique a semblable résultat.

Les maladies à sueurs, par cela même que la peau fonctionne, et peut recevoir des matériaux, font augmenter l'épaisseur de l'ongle ; rien que de naturel ; l'organisme souffre dans son ensemble, mais la peau travaille.

Mais dans la tuberculose, où il y a hypertrophie de la matrice unguéale, et une épaisseur croissante de l'ongle (jusqu'à un moment tout au moins), comment se fait-il que la moyenne soit inférieure à la normale ? L'explication serait ici prématurée et nous renvoyons à la page.

Outre les maladies qu'un nombre suffisant de sujets nous a permis de mettre en tableaux, il en est quelques autres dans lesquelles on observe des modifications dans l'épaisseur de l'ongle.

En dehors des maladies du doigt qui se rattachent aux affections cutanées et qui sortiraient complètement de notre plan, il en est, telles que les suppurations, les fractures, dans lesquelles j'ai positivement constaté une décroissance de l'ongle. Ce phénomène qu'on peut suivre chez un même sujet, en le visitant à quelques semaines d'intervalle, ne peut s'exprimer par statistique ; ou du moins, quand je donnerais 37,5 au lieu de 38,4, épaisseur moyenne, la différence n'est pas assez sensible pour acquérir la valeur d'une observation suivie, même sur un petit nombre d'individus.

3° *Relativement aux professions.* — Les professions ont sur l'épaisseur de l'ongle une grande influence, moindre toutefois que les sueurs, autrement dit que la diaphorèse habituelle, ou travail de la peau.

Nous avons fait pour chaque sexe deux catégories, comprenant, l'une les professions dures (pour les mains, bien entendu), l'autre les professions douces.

72 femmes :

	Epaisseur.
1° Domestiques, blanchisseuses, etc.	36,2
2° Couturières, lingères, etc.	30,5

70 hommes :

1° Cochers, jardiniers, menuisiers, etc.	41
2° Tailleurs, valets, peintres en bâtiments, etc.	36,2

Je rappellerai que ces moyennes sont prises avec le compas d'épaisseur, et représentent des centièmes de millimètre.

4° *Relativement à la diaphorèse habituelle.* — Pour faire une comparaison de ce genre, nous avons réuni ensemble les professions dures, et d'autre part, les professions douces. Puis, dans chacune de ces classes, deux groupes ont été établis comprenant à peu près un nombre égal d'individus.

FEMMES.

		Sueur.	Epaisseur.
Professions dures.	de 28 à 34	13	30,9
	de 35 à 46	15,3	40,4
Professions douces.	de 24 à 31	10,3	26,7
	de 32 à 46	13,3	36

<table>
<tr><td>Hommes.</td><td></td><td></td><td>Sueur.</td><td>Epaisseur.</td></tr>
<tr><td rowspan="2">Professions dures.</td><td>{</td><td>de 29 à 39</td><td>14,6</td><td>35,4</td></tr>
<tr><td>{</td><td>de 40 à 53</td><td>15,6</td><td>44,5</td></tr>
<tr><td rowspan="2">Professions douces.</td><td>{</td><td>de 30 à 36</td><td>15,5</td><td>32,5</td></tr>
<tr><td>{</td><td>de 37 à 44</td><td>18,8</td><td>40</td></tr>
</table>

Nous voyons clairement que, pour des professions assez voisines, l'épaisseur augmente avec la diaphorèse, le travail ordinaire de la peau.

En outre, pour des différences assez faibles dans la sueur, il y a de grandes différences dans l'épaisseur; ce qui prouve bien l'énorme influence qu'une sudation facile a sur l'épaisseur de l'ongle.

On se demandera comment nous avons pu mesurer la diaphorèse de nos sujets : d'une manière bien simple, en le leur demandant, avec toutes explications de façon à être parfaitement compris par eux. Puis, un jour toutes ces notes furent traduites en chiffres variant de 0,5 à 3, suivant la valeur des déclarations.

Cette traduction fut faite le même jour pour les 3 ou 400 feuilles qui présentaient cette sorte de renseignement; et comme après tout nos conclusions portent toujours sur un nombre assez considérable d'individus, la valeur en est absolue.

Sans l'extrême rigueur que nous avons apportée dans toutes ces recherches, il nous eût été impossible d'arriver à quoi que ce fût, au milieu d'un dédale de faits et d'influences complexes.

III.

COURBURE TRANSVERSALE DE L'ONGLE.

Lorsqu'on regarde l'extrémité du doigt en raccourci, comme si on voulait se l'enfoncer dans l'œil, on voit que la courbure transversale se traduit, pour le bord libre, par un certain arc.

Celui-ci varie chez les divers individus, et suivant certaines circonstances.

Les changements, dans la forme de l'arc, ne sont possibles que pour la partie inférieure de l'ongle, car plus haut l'adhérence à l'os est trop grande pour lui permettre aucun mouvement.

Pour faciliter nos recherches, nous avons établi trois séries d'arcs ; nous en donnons ici la reproduction.

La série A est composée d'arcs à courbure régulière ;

La série B comprend les arcs plats sur le milieu et abattus sur les bords ;

Enfin, la série C offre la combinaison des deux genres précédents, les arcs y sont bombés sur le milieu et abattus sur les bords.

Chaque ongle à examiner était comparé à ce tableau, et était marqué du numéro de l'arc qui lui ressemblait.

Comme dans le paragraphe précédent, la diaphorèse a été traduite en chiffre, et l'épaisseur de l'ongle relevée en centièmes de millimètre.

Nous allons montrer ici l'influence de la diaphorèse sur la courbure des arcs, et si nous comparons les épaisseurs, le chapitre précédent sera de nouveau confirmé dans ses conclusions relatives au travail de la peau.

Ne pouvant comparer une forme d'arc avec une autre, nous ferons deux groupes dans chaque série : le premier avec les chiffres inférieurs, le second avec les degrés les plus accentués.

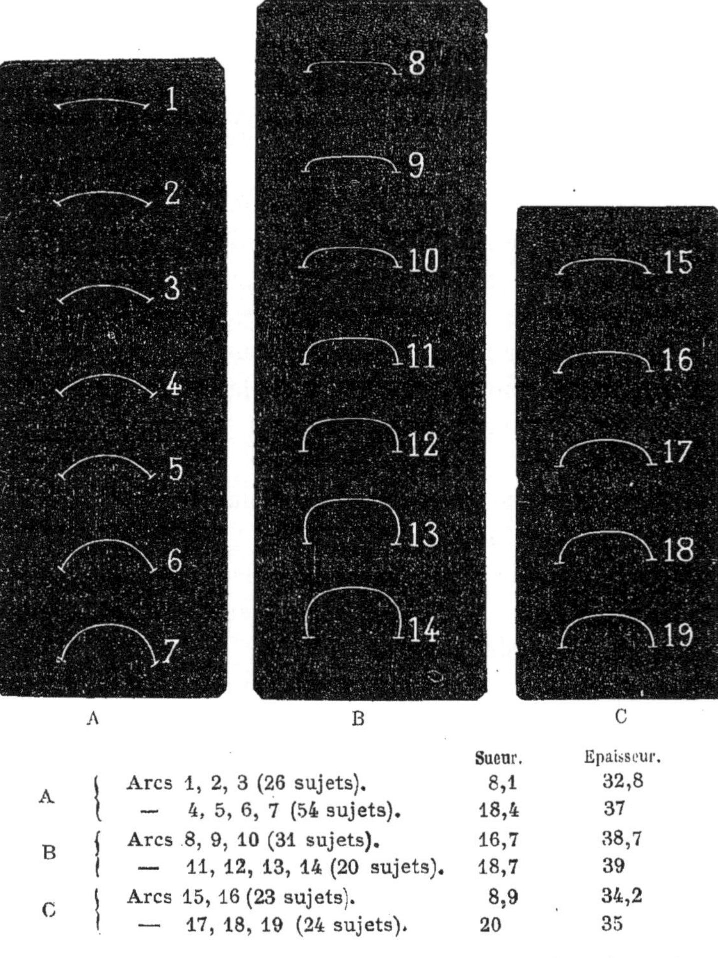

			Sueur.	Epaisseur.
A	{	Arcs 1, 2, 3 (26 sujets).	8,1	32,8
	{	— 4, 5, 6, 7 (54 sujets).	18,4	37
B	{	Arcs 8, 9, 10 (31 sujets).	16,7	38,7
	{	— 11, 12, 13, 14 (20 sujets).	18,7	39
C	{	Arcs 15, 16 (23 sujets).	8,9	34,2
	{	— 17, 18, 19 (24 sujets).	20	35

Nous voyons par ce tableau que les arcs les plus plats

correspondent, dans chaque chapitre, à une diaphorèse et une épaisseur moindre.

En considérant les deux séries A et C, on voit surtout bien l'influence considérable de la sueur sur l'accentuation de la courbure. Quant à l'épaisseur, bien que progressant dans le même sens, elle ne présente pas des différences aussi marquées.

La série B nous montre également, mais moins bien que les deux autres, l'influence de la diaphorèse; l'épaisseur reste sensiblement la même et le degré de sueur peu différent.

Il faut remarquer que si, dans cette série, la loi posée est moins évidente, les coefficients absolus de sueur et d'épaisseur sont très-élevés. Ce qui peut légitimement faire admettre, que les arcs plats et à bords abattus sont par eux-mêmes une preuve d'épaisseur, et le signe d'un travail actif de la peau.

Le fait d'augmentation de la courbure transversale, par augmentation de la diaphorèse, ou, d'une manière plus générale, du travail de la peau, n'est pas seulement démontré par les chiffres, il est explicable. (Dans la seconde partie, où nous donnons comme exemples un certain nombre d'observations, il y a des hémiplégiques; nous avons toujours constaté une moiteur particulière du côté paralysé; en même temps l'ongle est plus épais et plus arqué qu'à l'autre main.)

La matrice unguéale et l'ongle sont plus épais sur le milieu que sur les bords; la production sera plus active suivant le premier méridien, que suivant les deux autres.

Soit donc 4 la production sur le milieu, et 3 celle des

bords, la différence est 1; un certain arc est en rapport avec cette répartition, soit l'arc 2, par exemple.

Augmentons, doublons par la pensée le travail actif de la matrice; il deviendra $4 \times 2 = 8$ pour le milieu, et $3 \times 2 = 6$ pour les bords; et la différence cette fois est égale à 2.

Il tombe sous le sens que la seconde différence étant plus grande que la première, il faudra qu'entre les deux parties latérales se loge une plus grande quantité de substance, dès lors l'arc s'exagère et deviendra 6 ou 7, par exemple.

Voilà ce qui se passe dans la fièvre typhoïde, maladie à sueurs. Dans le rhumatisme articulaire, la chose est moins nette parce que le travail ordinaire de la peau a déjà imprimé un arc accentué, lequel est souvent déjà limité par les résistances que l'ongle rencontre latéralement. Nous reviendrons sur les particularités propres à la série B, et ferons remarquer que toutes les coupes transversales de matrice ne se ressemblent pas. Il en est qui décroissent graduellement d'épaisseur du milieu sur les bords, tandis que d'autres, uniformes dans la partie moyenne, ne diminuent tout d'un coup que vers les bords; on comprend, à l'aide du raisonnement proposé plus haut, que la *différence* de production n'existant que près des bords, ceux-ci seuls, ou à peu près, se recroquevilleront en dessous.

Pour cette série B, le phénomène restera, comme pour les autres, le résultat d'une augmentation d'activité de la surface sécrétante.

Tout ce que nous avons dit des arcs est vrai, abstraction faite de circonstances accessoires qui peuvent modifier en plus ou en moins l'accentuation du phénomène.

Celui-ci, pourra être atténué, mais jamais empêché, par la résistance des parties molles.

Nous allons bientôt voir que les chances de rhumatismes sont d'autant plus grandes que le travail de la peau, *mesuré indirectement par la diaphorèse*, est plus actif; il en résulte que l'ongle peut révéler, par son arc, la prédisposition à cette maladie. C'est ce fait qui, reconnu dès le commencement de nos recherches, nous conduisit à étudier l'étiologie du rhumatisme.

Le rhumatisme étant, comme nous allons le prouver par des chiffres, une maladie *a sudore*, la sudorèse imprimant à l'ongle une courbure particulière; tous deux ayant même origine, se rencontreront dans l'immense majorité des cas, mais sans que l'un soit la conséquence de l'autre.

En résumé, l'*ongle sudoral* ou *rhumatismal* est tel que les bords tendent à se recourber vers la face palmaire, que le milieu soit arqué ou reste plat.

IV.

ÉTIOLOGIE SUDORALE DU RHUMATISME

Nous venons de voir que l'ongle rhumatismal n'est en réalité que l'ongle sudoral.

C'est la relation si fréquente du rhumatisme avec la diaphorèse ordinaire que nous allons étudier dans ce chapitre.

Nous avions saisi une relation entre l'arc sudoral et le rhumatisme, lorsque un certain nombre d'exceptions nous décidèrent à noter les autres influences étiologiques et en particulier le degré d'humidité auquel chaque sujet avait été exposé dans le cours de sa vie.

Au lieu d'humidité, c'est *fraîcheur* que nous devrions dire, car l'humidité chaude ne donne pas de rhumatisme. D'un autre côté, quand nous parlons de diaphorèse, c'est indirectement le travail de la peau que nous désignons; celui-ci étant mesuré par le plus ou moins de facilité de transpiration.

Toutes les sueurs ne viennent pas uniquement d'une élévation de la température du corps; nous voyons au contraire des gens, peut robustes en général, qui transpirent au moindre mouvement, d'autres n'ont que des sueurs partielles, mains, pieds, mais presque continues. Ces sueurs, actives ou parétiques, ne constituent pas moins la prédisposition au rhumatisme, si l'individu couche par exemple dans un lieu frais ou sur la terre.

A côté de cela, des gens couchent pendant des années sur la terre et n'ont jamais rien ressenti; chose remarquable, ils ne peuvent jamais transpirer. J'ai rencontré plusieurs de ces cas, nous en citons quelques-uns dans la seconde partie.

Dira-t-on que c'est précisément la disposition au rhumatisme qui fait que les rhumatisants transpirent; mais alors nous aurions bien plus de rhumatismes sans humidité que nous n'allons en trouver; et de plus, que signifierait cette réunion presque constante de deux faits : sueur, humidité?

Nos questions ont été posées aux malades avec tout le développement possible, et ce que nous désignerons dans le tableau statistique par humidité, veut dire 98 fois sur 100, *rez-de-chaussée*, humide ou non.

Le total des sujets interrogés, au triple point de vue

du rhumatisme, de la diaphorèse et du séjour froid ou
humide, est de 184, sur lesquels 60 ont eu des rhumatismes ou des douleurs, soit 32,5 pour 100 adultes de
15 à 50 ans.

Tableau étiologique du rhumatisme.

SUEUR.	RHUMATISME.	HUMIDITÉ.	SUJETS.
Oui.			72
Oui.		Oui.	8
Oui.	Oui.		9
Oui.	Oui.	Oui.	45
	Oui.	Oui.	6
		Oui.	1
			42
	Oui.		1
			184

Nous voyons que sur 60 rhumatisants, le plus grand
nombre, 45, réunit les deux conditions génératrices principales. Puis viennent 8 individus qui, ne vivant pas à
l'humidité, mais transpirant, sont affectés ; la diaphorèse
serait donc la plus influente des deux conditions, puisque
ici, l'action prolongée de la fraîcheur manque, ou a passé
inaperçue. Viennent ensuite 6 rhumatisants qui ne
transpirent pas, mais ont subi l'humidité. Enfin, 1 seul
est rhumatisant sans avoir eu ni sueur ni humidité.

Que prouve cet examen ? c'est que le rhumatisme est
avant tout une maladie *à sudore*, puisque 7 seulement
sur 60, soit 11 pour 100 ne transpirent pas.

Mais sur 7 réfractaires, 6 vivent ou ont vécu à l'humidité et surtout couché. Admettons que chez eux le travail de la peau soit peu actif ; mais la sueur sensible,
comme l'a très-bien dit le professeur Sappey. (Anatomie

T. III. Glandes sudoripares), n'est qu'un degré plus fort de la sudation insensible ou exhalation cutanée. C'est le même organe qui les produit, l'une est l'autre, le degré seul est différent. On suspendra l'une ou l'autre par les mêmes moyens, le froid ou l'humidité froide.

Qu'un individu transpire facilement ou non, sa peau travaille quand même, et l'action nocive d'une fraîcheur prolongée le prépare aux accidents rhumatismaux avec d'autant plus plus de chances que le travail cutané est ordinairement plus actif; voilà toute la question.

Il nous reste maintenant à examiner les non-rhumasants, 125, ainsi décomposés :

72 qui transpirent, mais qui, n'ayant pas vécu à l'humiaité, n'ont rien eu.

9 qui, quoique transpirant et ayant habité le rez-de-chaussée n'ont rien ressenti; cela revient à dire que parmi les sujets qui sont dans les conditions à prendre des rhumatismes, il y a 1[6 d'exceptions. Une explication est nécessaire.

On remarquera que nous avons questionné avant tout sur le logement. Eh bien, les sujets rhumatisants ont-ils ressenti leurs douleurs, ou subi leurs attaques dès le premier jour qu'ils ont habité la fraîcheur? non point, car bon nombre d'entre eux n'ont appris qu'ils étaient rhumatisants qu'après des mois et même des années de ce séjour. Pour plusieurs même, ce n'est que quelque temps après l'avoir quitté, et en apparence sans cause.

Il faut bien reconnaître maintenant, avec les chiffres, que l'influence prolongée du froid humide, crée des rhumatisants et non des rhumatismes; cela est d'accord avec l'opinion, un peu exagérée, que par une première attaque de rhumatisme on est constitué rhumatisant.

Nous pouvons encore aller plus loin, et dire sans trop de paradoxe, qu'on peut être rhumatisant sans avoir encore eu de manifestations sensibles. Et je crois que, réciproquement, on peut très-bien avoir un rhumatisme aigu ou des douleurs sans rester pour cela rhumatisant. Ne voyons-nous pas tous les jours des gens âgés qui n'ont jamais eu qu'une seule attaque aiguë, ou une seule fois des douleurs; il est vrai que presque toujours on retrouve, dans ces cas, une circonstance déterminante bien nette.

Mais revenons à nos exceptions. L'appareil locomoteur n'est pas le seul à présenter l'étiologie *a sudore*; parmi nos réfractaires, il en est bien quelques-uns qui subissent sur un viscère la détermination pathologique, et cela, je dois le dire, n'a pas été toujours suffisamment examiné. Prenons par exemple l'un de ces sujets.

Un typographe de 32 ans, qui a la transpiration facile, habite depuis deux ans un rez-de-chaussée, sans avoir encore ressenti la moindre douleur. En revanche, depuis quelque temps, il a de l'ascite, puis de l'enflure des jambes etc...., toutes les probabilités d'une cirrhose du foie. Questionné au point de vue de l'alcoolisme, il aurait assez fortement bu de vin, à un moment donné; mais la quantité et la durée de cet abus, si commun chez les ouvriers, ne m'avaient pas semblé suffisantes pour justifier la maladie, et de plus il ne buvait pas à jeun, ce qui pour beaucoup de médecins et pour nous, a une grande importance. J'avais donc conservé une certaine préoccupation relativement à l'étiologie de cette cirrhose; mais, en considérant la catégorie où nous retrouvons ce malade, serait-il déraisonnable de croire que, dirigée vers le foie par un peu d'alcoolisme, la manifestation *a sudore* a porté exclusivement sur cet organe?

Nous relaterons plus loin deux cas qui offrent une certaine analogie avec celui-là. (Voyez au type 9 et au 32, 2ᵐᵉ partie). Outre les manifestations viscérales encore latentes, nous pouvons croire que plusieurs n'auront de rhumatisme que plus tard; un jeune homme de 22 ans, entre autres, qui n'a encore habité l'humidité que depuis deux mois et présente un ongle fortement sudoral.

Enfin, nous avons le droit fort légitime d'admettre, comme dans toute autre maladie, la susceptibilité individuelle; c'est d'elle que dépendra surtout la précocité des manifestations rhumatismales. Pour terminer, nous mentionnerons le cas, assez rare, d'un homme qui, pendant sept ans, a couché sur la terre sans avoir jamais rien ressenti. Il m'a affirmé qu'autrefois il lui était impossible de transpirer; toutefois, depuis quelques années, depuis, dit-il, qu'il a eu les fièvres en Afrique, il a la sudation très-facile, mais les conditions de froid humide n'existent plus pour lui maintenant.

Le rhumatisme peut être un accident chez les individus dont la peau fonctionne facilement et largement; mais ces cas ne représentent que la minime partie des autres.

Cette digression sur l'étiologie du rhumatisme n'a pas été inutile, car nous sommes arrivés à une notion importante, celle d'un travail facile de la peau comme condition primordiale. Ajoutez à cela une humidité habituelle, et je ne me suis guère préoccupé que du logement, le sujet sera constitué rhumatisant, par ce fait, 9 fois sur 10. Tôt ou tard pourront apparaître des manifestations musculo-articulaires qui ne seront, à moins de précautions suffisantes et de changement d'habitation, que la promesse d'une série d'autres.

Il faut aussi tenir compte d'un autre élément : une fluxion vasculaire telle que celle d'une première attaque, même accidentelle, de rhumatisme, peut laisser une prédisposition à de nouvelles fluxions vers les parties qui ont déjà été affectées ; il n'en saurait être ici autrement que dans toute autre maladie. Un premier assaut peut laisser une brèche qui rendra un second plus facile ; tout dépendra alors de la réactivité du sujet contre les causes déterminantes futures.

Dans toutes les classes de la société il y a des rhumatisants, mais, ce qui est passé en proverbe, le rhumatisme est la maladie des classes pauvres, parce que ce sont elles, surtout dans les campagnes qui habitent les rez-de-chaussée.

Nous ne pouvons examiner tout ce qui a été écrit sur le rhumatisme, nous présentons des chiffres et en tirons les conséquences ; cependant, il est une manière de voir qui, quoique récente relativement, tend à se faire accepter. Il s'agirait de faire du rhumatisme une diathèse, une dyscrasie urique, d'après cette remarque que chez les rhumatisants, le sang et l'urine contiendraient un peu plus d'acide urique (Todd), moins, toutefois que dans la goutte (Garrod, Bence Jones). Qu'on y prenne garde, ne prendrait-on pas l'effet pour la cause ? L'ordre à cet égard n'est pas établi.

Dira-t-on maintenant que l'arrêt du travail de la peau empêche l'acide urique d'être éliminé et que son accumulation dans le sang est la cause du rhumatisme, ou du moins en provoque l'explosion ? Mais, outre que l'urine suffirait largement à cette élimination ; comment expliquer que les gens qui ne suent jamais, et qui devraient par suite accumuler l'acide urique, sont précisément les moins exposés à la maladie.

Après l'étude étiologique, faisons en quelques mots celle du traitement préventif.

Nous n'anémierons pas les rhumatisants par les alcalins, la maladie étant suffisamment anémiante par elle-même. Nous proscrirons le bain de vapeur, malgré son emploi répandu, puisque les rhumatisants n'ont qu'un tort, c'est justement de trop suer, ou d'être trop suscep-tibles du côté de cette fonction.

En revanche, hydrothérapie, une seule minute d'eau froide tous les matins pour commencer, plus tard, deux minutes, par cette gymnastique de la peau, nous développerons la tonicité vasculaire, qu'aidera d'autre part l'emploi des toniques tannifères, tels que le quinquina pour les anémiés (1).

Ce traitement de la constitution rhumatisante est bien net : tonifier la peau et le sujet s'il en a besoin, et avant tout se garder de parésier les vaisseaux cutanés par des sudations artificielles, ou anémier le patient par les alcalins.

Les précautions hygiéniques ne présentent rien de nouveau; éviter de séjourner dans un lieu frais, éviter surtout d'y prendre son repos ou son sommeil. Porter de la flanelle, non pour provoquer la sueur, mais simplement pour intercepter le contact de l'air froid.

---

(1) On a discrédité l'hydrothérapie par l'abus qu'on en a fait, et voici comment : les douches de cinq et dix minutes sont beaucoup trop longues, outre que l'on refroidit inutilement le sujet, on fatigue, on n'exerce plus le système vasculaire, et l'on atteint un résultat précisément opposé à celui que l'on cherche. A côté de cela (triomphe de la logique), ceux qui se refroidissent ainsi pendant plusieurs minutes, se garderont bien de s'asseoir sur un banc de pierre pendant quelques secondes : ils craignent de prendre des douleurs.

Nous ne parlerons point du traitement des manifestations du rhumatisme, car notre statistique ne regarde que les conditions étiologiques. Nous avons considéré les rhumatisants, et non les manifestations rhumatismales.

V.

DU RACHITISME.

Introduction à l'étude du doigt rachitique.

Le rachitisme est une maladie de l'enfance caractérisée pour le ramollissement et la déformation des os.

Ces déformations persistent, quoique à un moindre degré, après la guérison.

Nous allons ici rechercher si le rachitisme est une maladie d'essence particulière, ou s'il n'est simplement que l'effet partiel de conditions générales, effet qui n'est accentué que chez l'enfant, en raison de l'état de développement de l'appareil osseux.

Cette distinction offre plus qu'un intérêt scientifique, car si l'on a peu de prise sur les maladies constituées, il n'en est plus de même lorsqu'il s'agit de les prévenir.

L'examen des faits signalés par d'illustres prédécesseurs, celui des résultats chiffrés que nous avons obtenus, contribuera peut-être à dégager l'étiologie du rachitisme des circonstances variées et si différentes en apparence auxquelles on rattache l'origine de l'affection.

En prenant nos observations, l'examen a surtout porté sur les jambes, les bras et les dents, mais cela fait avec soin et apprécié par un chiffre en rapport avec le degré d'altération des formes.

Ces points ne sont pas les seuls que nous ayons ex-
plorés, mais ils ont l'avantage d'être très-accessibles
dans certains points et avec très-peu d'habitude on arrive
vite à analyser rigoureusement la forme osseuse.

L'exploration des côtes peut fournir de bons signes,
car la respiration est très-efficace à déformer le thorax,
par ce *mouvement d'élévation avec attraction concentrique*
que j'ai signalé dans mon mémoire sur *les intercostaux* (1);
mais cette exploration eût été très-mal accueillie par les
femmes nerveuses.

La clavicule est très-accessible à l'exploration digitale,
mais les courbures normales en sont déjà trop accentuées
et variables pour être évaluées pratiquement. En se limitant à des parties dont les formes sont simples et typiques
on a moins de chances de se laisser égarer vers une idée
préconçue.

Pour qu'on se rende compte du rachitisme dentaire,
nous en donnons ici un petit tableau.

La dent incisive normale répond au n° 1.

La dent 2 est marquée de sillons ou ondulations ver-
ticales, plus accentuées à mesure qu'elles approchent du
bord ; il y a un motif à cette disposition, et d'après des
coïncidences très-nombreuses, j'en faisais un degré très-
léger de rachitisme dentaire; mais M. E. Magitot à qui
je communiquai cette impression, me déclara que tel
n'était pas l'avis des observateurs compétents. Cette dent
est très-belle et très-commune. Le type 3 est une dent
plate, carrée, courte, souvent jaune.

Quant aux numéros 4, 5 et 6 ce sont de vraies dents
rachitiques; les dépressions seraient toujours rangées

(1) *Gazette médicale*, 1873.

suivant une ligne horizontale ; quand il y a plusieurs
rangées horizontales de trous ou de dépressions, elles ne
sont point contemporaines.

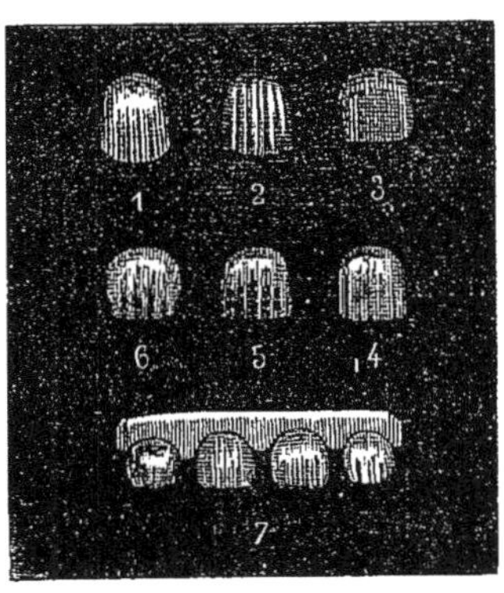

Enfin, le 7 donne une idée des petites dents de beaucoup de rachitiques. M. Broca a également consacré de
remarquables études à la question du rachitisme dentaire.

L'étude des déformations rachitiques a été longtemps
négligée, et cependant, il y a toujours eu des bossus,
Œsope l'était, à ce qu'il me semble ; Galien en signale,
et M. Lasègue rappelle que Horace raille les enfants aux
jambes torses, *distortis cruribus*.

Ce n'est guère qu'à partir de 1630 que les déformations
rachitiques des os fixèrent l'attention des médecins.
Aussitôt on découvrit une quantité innombrable de rachitiques, au point que l'on crut que la maladie venait
seulement de prendre naissance et se propageait avec
grande rapidité. Nous comprenons très-bien cette exagération, car, étant rachitiques tous ceux qui présentent des déformations osseuses appréciables, nous en
avons trouvé, pour notre part, une proportion res-
pectable.

Frappé de la relation qui existait, entre les types de doigts que nous appelons infantiles (types 17, 18, etc.) et certaines formes de la figure et de l'ensemble, nous fûmes amené à apprécier et noter le rachitisme des sujets examinés.

Pathogénie du rachitisme. — Nous allons voir plus loin, avec MM. Trousseau et Lasègue, que le rachitisme a des débuts bien différents et que des maladies diverses peuvent le provoquer.

Si l'affection est déterminée par des maladies différentes, il y a des chances pour qu'elle ne soit pas d'origine essentielle, mais plutôt la conséquence d'un fait commun à ces maladies très-différentes auxquelles elle succède.

Le fait commun, c'est la souffrance générale, l'hyponutrition ; tous les tissus pâtissent. Et c'est précisément dans l'enfance que le travail de développement et de nutrition des os est le plus actif ; ne voit-on pas de suite que le tissu osseux doit souffrir plus qu'aucun autre ?

Est-ce à dire que l'os seul gardera les marques de la misère générale ? Non-assurément, car, ainsi que nous le verrons page 39, la scrofule pourra de même en être le résultat.

L'apparence inflammatoire que présente parfois le rachitisme, lui appartient-elle véritablement ? Mais dans ces cas, l'entérite, le gros ventre, les catarrhes bronchiques, le développement si fréquent de la tuberculose, etc., nous rendent suffisamment compte et de l'état fébrile et surtout de la dénutrition générale, qui le cause et l'entretient.

Lorsque ces affections chroniques conduisent à l'hecticité et à la mort, le rachitisme ne peut que s'accentuer davantage, aussi l'a-t-on accusé de la terminaison fatale.

Je pense qu'avec les faits cliniques et ceux de la physiologie, on peut dès à present interpréter la pathogénie du rachitisme.

Le développement d'un os consiste dans la production d'une trame organique qui, arrivée à une époque de son évolution, s'infiltre d'éléments calcaires, voilà le fait de son ensemble.

Quand un enfant maigrit, cela prouve qu'il vit sur ses propres tissus, sans quoi il ne maigrirait pas. L'os en voie d'organisation ne fait pas exception à ce mouvement de dénutrition ; ce sont d'abord les éléments les plus jeunes qui sont repris, puis les parties en voie de solidification, alors commence le rachitisme.

L'élément calcaire qui était combiné à la matière albuminoïde passe dans l'urine, pendant que le support est brûlé ou perdu. C'est pourquoi l'os déjà constitué s'arrête dans son développement et peut arriver jusqu'à se ramollir, tout dépendra de la rapidité ou de la persistance de la dénutrition. Outre le ramollissement qu'il éprouve, l'os gonfle, surtout par ses extrémités spongieuses.

Ici, deux opinions sont en présence : les uns croient que c'est l'écrasement des épiphyses qui constitue la nouure, les autres admettent qu'il y a réellement gonflement. Ces deux opinions sont vraies, mais la seconde a plus d'importance quand il n'y a pas dénutrition rapide, mais seulement un état d'hyponutrition. En effet, ce n'est pas l'os complet qui grossit, mais le support, le tissu mou qui devient exubérant parce que son développement n'est plus modéré par l'incrustation calcaire, qui normalement doit lui être parallèle. La vascularisation de la partie augmente faute de résistance mécanique et la dilatation capillaire pourra même, par endroits, atteindre la rupture.

Tout ceci rend compte du ramollissement de la diaphyse, de l'aplatissement ou du gonflement de l'épiphyse, du développement exubérant du tissu spongoïde voisin des extrémités, enfin de l'aspect rouge et même des épanchements sanguins que présentent les coupes.

Les éléments organiques surabondants qui ne subissent pas l'incrustation calcaire, disparaissent en partie. Il n'en reste pas moins une trame exubérante, dont la vitalité, tout en concourant à la consolidation, redressera une partie des courbures, lorsque, la santé revenant, l'assimilation reparaîtra et avec elle l'élément calcaire, qui ne peut exister dans l'économie sans y avoir été introduit en même temps que, et par les matériaux albuminoïdes.

Lorsque le rachitisme guérit, les déformations, les courbures, notamment, se redressent. Celles-ci ont eu lieu parce que l'élément calcaire a été remplacé par le tissu organique mou; celui-ci, à son tour, a permis une grande vascularisation; voilà pourquoi c'est dans ces mêmes parties affaiblies que la vitalité réparatrice sera plus intense, redressant plus ou moins la face incurvée de l'os. N'oublions pas que cette vascularisation a été générale, et que le périoste, à l'heure de la reconsolidation, concourra à rendre l'os plus épais et aussi plus solide.

Mais, dira-t-on, comment expliquer que la trame molle des os rachitiques ne s'accroisse pas indéfiniment, tant que dure l'affection? Cette croissance s'arrêtera d'elle-même, car la dilatation capillaire fait diminuer la tension sous laquelle vivaient, par absorption et échange, les éléments organiques du tissu osseux et ceux-ci cessent de se produire ou de s'accroître, dès que les conditions normales de leur existence sont suffisamment modifiées. Ce tissu spongoïde vivra, se renouvellera mais sans plus augmenter, et si la nutrition générale du sujet le permet, l'élément calcaire reparaissant dans le tissu mou, le mécanisme absolument opposé à celui que nous avons étudié, reconduira à la réparation, en laissant toutefois à l'os une massivité qu'il n'avait pas.

Un travail remarquable du professeur Broca a mis en lumière ce fait, que le rachitisme est le résultat d'un défaut du parallélisme entre la formation et la calcification. Cette notion, rapprochée des faits cliniques, tend bien à faire admettre que le rachitisme n'est pas une maladie constitutionnelle, une sorte de diathèse (à moins que l'inanition n'en soit une), mais bien une suite d'accidents dont le premier, la résorption organo-calcaire, peut éclater dans toute maladie aigue ou chronique. La série commencée se continue quand même, plus ou accentuée et plus ou moins durable, suivant l'intensité de la cause première et l'état ultérieur de la nutrition générale.

Nous avons fait assez de théorie, voyons les faits d'observation.

Tout état d'hyponutrition devant retentir sur les formes osseuses, c'est la diarrhée qu'on rencontrera le plus souvent liée au rachitisme, dont elle est cause et non symptôme ; l'assimilation n'existe plus faute d'absorption, et d'autre part, les pertes qui se font par l'intestin ne peuvent qu'accélérer l'inanition.

Le rachitisme est étendu à toute l'enfance. Peu de temps après, quelquefois même avant la naissance, l'affection a été observée, ce qui ne peut étonner, car la misère physiologique peut frapper tout être vivant.

Un lait pauvre, une faiblesse congénitale de l'appareil digestif, voilà des causes qui entraînent des conséquences de même ordre, une chétivité de la constitution qu'on a appelée *prédisposition au rachitisme*.

Que maintenaut une maladie quelconque, à peine de quelques jours, attaque cet organisme souffreteux, l'inanition est rapide et la rachitisme certain.

A côté de cela, nous voyons des enfantes robustes, qui subissent une maladie aiguë de courte durée, mais dont la convalescence traîne, marquée de diarrhée ou de constipation, et quelques mois après, on a un rachitique; c'est toujours la même chose : l'hyponutrition, et celle-ci peut atteindre tous les tempéraments.

Pour confirmer cet exposé, citons les faits obtenus par des observateurs autorisés.

En 1650, Glisson, chargé de diriger la grande enquête qui se fit en Angleterre sur le rachitisme, déclare que l'affection s'attaque à toutes les constitutions, apparaît dans toutes les maladies; il accuse toutes les erreurs de régime des parents, leur manque d'activité, l'abus du jeu ou des spectacles. Tout cela est resté vrai; quand une femme du monde va au bal, au spectacle, tout le monde sait que l'enfant ne tarde pas à avoir *des coliques, parce que le lait de la mère est échauffé* (sic). La sécrétion lactée s'altérant, l'enfant arrive à la diarrhée, à l'hyponutrition; ce qui explique cette déclaration étonnante de Glisson : « Les enfants de familles riches sont plus souvent frappés que ceux des familles pauvres ou misérables. » Ici, il est bon de faire une réserve : les enfants souffreteux des classes pauvres meurent de très-bonne heure, tandis que dans les classes aisées, on les conserve à force de soins ; ils deviennent assez âgés pour procréer des avortons maladifs, dont toute indisposition fait des rachitiques.

Que disent Trousseau et Lasègue (Etudes sur le rachitisme des enfants du premier âge. *Arch. gén. de méd.*, 1849)?

« Le rachitisme des enfants, dans ces symptômes appréciables sur l'individu vivant, ne procède pas par périodes régulières ; toutes les divisions qu'on a proposées sont artificielles. Il est rare qu'au moment de la naissance et même dans les premiers mois de la vie, quelques indices fassent présumer l'imminence de la maladie. Des enfants sains et bien constitués en subissent les atteintes comme les plus frêles et les plus débiles. S'il n'est pas possible d'estimer la prédisposition, il l'est à peine davantage de reconnaître à des prodromes l'affection qui va commencer.

« Ordinairement la diarrhée précède l'invasion de la maladie, mais il n'est pas très-exceptionnel d'observer au contraire une constipation opiniâtre. On fera moins encore de la diarrhée un prodrome nécessaire du rachitisme, d'après ce fait que des enfants dont la diarrhée dure à peine quinze jours au moment du sevrage, commencent, quelques mois plus tard, à présenter les premiers signes caractéristiques (1).

(1) Le rachitisme semble présenter son maximum de fréquence vers l'époque qui suit le sevrage ; c'est qu'en effet le changement d'alimentation n'est pas toujours assez progressif, pour que les organes de la digestion s'habituent au nouveau régime.

J. Guérin rendait rachitiques de jeunes animaux en leur donnant de

« Cependant, une distinction utile doit être faite ; certains enfants, d'abord bien portants, pleins de vivacité, sont pris par une cause quelconque de diarrhée intense; le mal cède, les fonctions redeviennent régulières, mais à partir de ce moment, la santé s'est pervertie, l'amaigrissement, la faiblesse vont toujours croissant, et au bout de quelques semaines l'affection rachitique est déclarée. C'est qu'alors l'entérite a joué le rôle de toute maladie aiguë ; elle a déterminé de la fièvre, elle a agi en un mot comme l'eût fait toute maladie fébrile. A moins de complications, l'appétit persiste, souvent même il s'accroît, alors les enfants deviennent voraces.

« Le pouls n'a présenté aucun changement; comment supposer d'ailleurs que le rachitisme commençant s'accompagne de fièvre, et ne la détermine plus lorsqu'il est dans la plénitude de son accroissement? L'inverse nous paraîtrait plus près de la vérité.

« L'état fébrile, excité par une affection aiguë générale ou locale, semble hâter la production des accidents spéciaux. Les fièvres éruptives, les bronchites, sont pour les enfants déjà prédisposés des occasions déterminantes ; aussi, trouve-t-on des observations sous le titre de *rachitis à variolis*, *à morbillis*, etc.... Nous en avons recueillies d'analogues, et le rachitisme se déclarait, l'affection primitive durant encore ou pendant sa convalescence légitime.

« En l'absence de prodromes, la maladie s'affirme donc par des symptômes propres qui se rattachent au système

la viande au lieu de lait ; certes la viande est plus nourrissante que le lait, mais à la condition que le tube digestif soit assez robuste pour la supporter et la dissoudre.

osseux, ou répondent à des altérations viscérales, à des troubles généraux consécutifs ou simultanés. »

La constitution restera-t-elle après l'arrêt du rachitisme ce qu'elle était auparavant ? Oui, dans bien des cas, si la maladie a été déterminée par cause accidentelle, inanition rapide, mais brève, chez un enfant d'ailleurs robuste. Non dans le plus grand nombre; Hippocrate, cité par Trousseau et Lasègue, dit que : ceux qui deviennent bossus par l'asthme et par la toux meurent avant la puberté. C'est qu'en effet le rachitisme grave est fort souvent entretenu par une maladie telle que les catarrhes bronchiques (et intestinaux) qui mènent si souvent à la tuberculose. D'autre part, les déformations exagérées du thorax gênent considérablement les viscères qu'il renferme, et donnent une gravité particulière à toutes les affections thoraciques.

Nos recherches ayant surtout porté sur des adultes, nous n'avons guère retrouvé ce rachitisme grave; mais souvent au contraire, une forme lente, chronique, qui n'empêche pas toujours l'enfant de marcher. Celui-là est entretenu par une cause peu active mais persistante, qui prépare en même temps une détérioration constitutionnelle dont la scrofule sera plus ou moins l'une des manifestations.

C'est ainsi que, *chez nos scrofuleux vrais* (la gourme et les glandes fugaces étant exclus), *le rachitisme*, surtout celui des jambes, *se retrouve dans la proportion de 45 p. 100.*

Ce genre d'observation est moins net pour l'enfant, car la scrofule, tout en se préparant dans l'enfance, ne présente guère ses signes caractéristiques qu'assez tard relativement au maximum de tréquence du rachitisme. Chez les adultes, nous constatons des déformations rachitiques, et si, en même temps, nous trouvons beaucoup de scrofules, c'est que celles-ci ont eu le temps et les occasions de se manifester par des signes appréciables.

M. Rufz (1) explique d'une façon analogue la rareté de la scrofule chez les enfants affectés de rachitisme ; il a insisté, d'autre part, sur l'indépendance des deux maladies.

VI.

MODIFICATIONS RACHITIQUES DE LA PHALANGETTE.

Pour étudier les modifications de forme que le rachitisme imprime à la phalangette, nous avons dû, à l'aide du compas, prendre diverses mesures et établir des rapports entre ces dimensions.

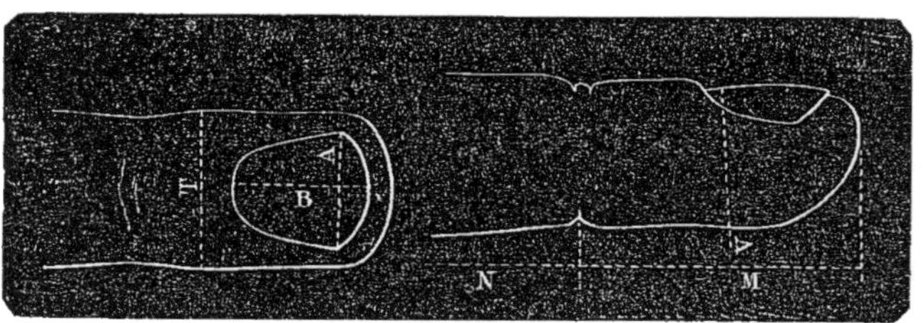

Fig. 3.

La figure 3 montre quels ont été les diamètres étudiés.

A. Mesure la largeur de l'ongle près du bord libre ;

B. La longueur de la partie visible de l'ongle.

M et *N* sont les longueurs visibles de la phalangette d'une part, et des deux autres phalanges (phalange et phalangine) réunies, d'autre part.

T est le diamètre transversal pris, sans pression aucune, au niveau de l'extrémité articulaire.

(1) *Gazette médicale*, 1834, t. II, Rachitisme des enfants.

V est l'épaisseur du doigt, prise également sans pression, au niveau du bord de la lunule ou au bord supérieur de la partie visible de l'ongle, quand la lunule est cachée ou absente ; la direction de ce diamètre est antéro-postérieure, de la face dorsale de l'ongle, à la face palmaire du doigt.

Pour 400 individus examinés de cette manière, et mis en tableau, 5 rapports ont été établis entre les dimensions prises.

En regard des rapports de chaque sujet, ont été chiffrés les divers degrés de déformations rachitiques observées.

D'après cela, ont été établies des comparaisons dont nous ferons grâce au lecteur, pour passer de suite aux résultats.

1° *Rapport T V.* — L'épaisseur relative du doigt, prise au niveau de la lunule, est moindre chez les rachitiques que chez les autres. Elle est au maximum dans les doigts hippocratiques.

2° *Rapport M N.* — Ce rapport mesure la longueur de la phalangette comparativement à celle du doigt. Elle est plus courte pour les doigts rachitiques que pour les autres.

Ce rapport, qui mesure le rachitisme de la phalangette, n'est point en rapport avec les déformations des jambes ; mais il est une assez bonne mesure du rachitisme général.

3° *Rapport M B.* — Il représente la longueur de l'ongle relativement à celle de la dernière phalange.

La partie découverte de l'ongle est plus courte chez les rachitiques.

Ici apparaît un fait intéressant, c'est que, pour des types nettement rachitiques, la longueur de l'ongle est en rapport avec la fréquence du rachitisme dentaire.

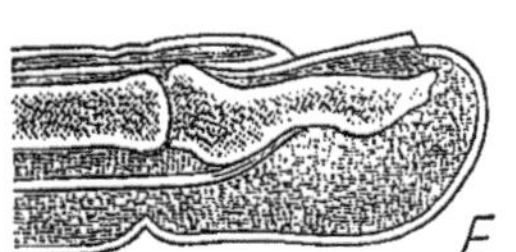

Fig. 4.

La partie découverte de l'ongle correspond au corps de l'os, à la partie non spongieuse. Ce corps est d'autant plus long que le rachitisme paraît plus tard, et par suite, sera plus à même d'influencer la seconde dentition.

D'après nos autopsies, c'est la portion épaisse de l'ongle qui se raccourcit dans le doigt court ou rachitique ; et la portion mince ou cachée se raccourcit beaucoup moins. La lunule tend plus à remonter dans les doigts rachitisés que dans les autres ; par suite, l'oscillation, que présente le derme ou repli sus-unguéal, cachera la lunule bien plus souvent chez les rachitiques. Si nous comparons les doigts de la série 17 à 27, avec les formes normales de 1 à 16 *bis* (qui contiennent cependant beaucoup d'ongles courts), nous trouvons que le nombre des lunules, pour le médius, est 8 p. 100 dans le premier groupe, et 40 p. 100 dans le second.

Si l'on vient à considérer les doigts des jeunes enfants, le médius notamment, on sera frappé de l'analogie de forme qu'il présente avec les types 17, 18, 22 et approchants. Faisant deux catégories de nos rachitiques, la première répondant aux types infantiles, 17 et suivants ; la seconde, aux types 1 à 16 *bis*, nous trouvons, pour les sujets qui ont pu préciser l'âge auquel ils avaient marché, 23 mois en moyenne pour le premier groupe, et 19 pour le second.

La série de 17 à 27 répond donc à un retard sensiblement plus marqué, à un rachitisme plus grave, que la série des types normaux de 1 à 16 *bis*.

La main de l'enfant est potelée, la phalangette de l'adulte rachitique est courte, toutes deux on l'ongle court ; telles sont les causes de ressemblance.

4° *Rapport M T*. — Ce rapport mesure l'apparence plus ou moins effilée de la phalangette ; il est très-variable ; cependant le doigt est généralement plus large pour les rachitiques nets ; le rachitisme n'a pu que gonfler et raccourcir l'os qui en est la charpente.

5° *Rapport α*. — Le rapport α, ou coefficient de l'ongle, est le quotient de sa longueur B par sa largeur A.

Plus l'ongle sera court, plus il sera rachitique, plus α sera petit. De toutes les dimensions que nous avons prises, c'est α qui suit le mieux les degrés de l'affection rachitique.

Tous mes sujets ont été rangés en quatre classes, de valeur croissante, établie sur le total des déformations rachitiques. Et, il se trouve que ce sont les déformations excessives des jambes qui ont élevé le total.

Le rapport α n'est, pas plus que les autres chiffres, en rapport avec les déformations des jambes ; mais, en revanche, il répond à celles des autres parties qui, comme les bras, n'ont point subi d'influences étrangères à la maladie proprement dite.

Cette circonstance que ce sont les déformations des

jambes qui ont surtout fourni les degrés supérieurs de ma classification, confirme d'une manière assez nette la loi établie par J. Guérin : les jambes sont davantage et plus souvent déformées que les autres parties du corps.

Je dois ajouter que ces déformations sont très-capricieuses, et qu'elles sont rarement en rapport avec les traces laissées sur les autres parties ; d'après mes résultats, force est d'attribuer à des circonstances étrangères au rachitisme, l'excès souvent considérable que présentent les altérations des jambes sur celles des autres parties.

Si, par exemple, j'examine les types infantiles 17 et suivants dans la deuxième classe (rachit. net), et dans la quatrième (rachit. très-accentué), je trouve dans le premier cas : jambes 115 et bras 81; dans le second : jambes 357 et bras 87. La troisième classe est intermédiaire entre les deux précédentes.

Peut-on rattacher à une cause unique et bien déterminée cette prédominance du côté des jambes? Je ne le vois pas. Dans ma quatrième classe (r. très-accentué), plus des deux tiers des sujets n'ont marché que tard, de 18 mois à 4, 5 et même 6 ans ; quelques-uns ont marché de bonne heure et n'ont jamais été arrêtés, mais seraient restés boulots (1) pour ne grandir, tout d'un coup, qu'à 15 ou 18 ans ; enfin un petit nombre auraient été arrêtés après un commencement de marche précoce. Voilà bien des conditions différentes dans lesquelles les jambes se sont fortement déformées. On a invoqué, séparément, il

---

(1) Nous emploierons souvent cette expression familière, parce qu'elle traduit bien la pensée des malades, et est assurément comprise de tout le monde.

est vrai, soit la marche persistante, soit l'action musculaire, pour ceux qui n'avaient pas encore marché, soit la
manière de porter les enfants ou l'habitude fréquente,
quand les jambes sont insuffisantes, de laisser les petits
malades à terre, où ils prennent certaines attitudes.
Toutes ces causes sont admissibles et, de plus, observées
tous les jours ; toutefois l'influence toute-puissante de la
marche doit être reconnue pour ces cas nombreux où les
sujets ont marché de bonne heure, n'ont jamais été arrêtés, et portent des déformations indéniables des jambes.
La maladie n'a pas été assez intense pour empêcher la
marche ; le poids du corps et l'action musculaire, entre-
tenue par l'exercice, ont agi efficacement, et souvent
beaucoup, sur des os à peine malades; et, avec cela, les
bras, qui n'ont pas été soumis aux mêmes influences,
n'ont presque rien. Il y a là une langueur de la nutrition
générale que nous retrouverons plus loin, car deux faits
s'y ajouteront : le développement de la scrofule et l'altération rachitique des dents.

Si maintenant, laissant de côté les déformations des
jambes, j'examine les rapports établis sur les dimensions
de la phalangette, je trouve une grande uniformité entre
des types semblables d'une part, et pour des marques
peu différentes du côté des bras d'autre part.

Voici un petit tableau qui résume assez heureusement
les faits principaux que nous avons signalés.

Prenons, pour nous dégager des nuances, une série de
phalangettes nettement rachitiques et par la forme et
par les dimensions, les types 17 à 27, par exemple. Il
est clair que, dans chaque classe, ces types seront d'autant plus nombreux que *le rachitisme des doigts* sera plus
accentué.

CLASSES.	DEGRÉ.	MOYENNE RACHITIQUE DES		TYPES 17 A 27.
		JAMBES.	BRAS.	
1re	Nul ou douteux	»	»	»
2e	Net	99	82	34 0/0
3e	Accentué	190	111	46 0/0
4e	Très-accentué	350	94	38 0/0

Ce tableau, qui répond à l'étude de 300 individus, montre d'une façon évidente le manque absolu de parallélisme qui existe entre les bras et les jambes. A côté de cela, la relation infiniment plus égale du rachitisme de la phalangette avec celui des bras nous oblige à conclure que : la phalangette reste indépendante des circonstances accessoires qui peuvent agir sur les jambes ; qu'offrant des variations très-sensiblement en rapport avec le rachitisme des membres supérieurs, son examen est un excellent moyen de recherche, quand il s'agit d'apprécier quel a été le degré de l'affection.

Les deux phénomènes les plus saillants du rachitisme des doigts sont ceux-ci : raccourcissement de la phalangette et brièveté de l'ongle par rapport à sa largeur.

Comme nous le verrons, à propos des rétrécissements du bassin, si l'un n'a pas lieu, l'autre, en revanche, existe, mais généralement tous deux se rencontrent.

Comme moyenne des oscillations du coefficient α, le chiffre 1 ou, comme nous avons l'habitude de l'écrire, le nombre 100 est très-près de la vérité. Plus α dépasse 100, moins il y a de rachitisme ; au-dessous de 100, plus il descend, plus l'affection a été intense, dans les traces qu'elle a laissées, tout au moins.

Il est une remarque intéressante, c'est qu'avec un ongle très-court, qui répond par conséquent à la brièveté du corps de l'os, on trouvera souvent une phalangette longue ou assez longue : la maladie a frappé le doigt, le corps est resté court; mais la suractivité réparatrice a rendu à l'os sa longueur. Dans ces cas, l'individu rachitique dans son enfance pourra devenir assez grand, et quelquefois très-grand, ou, s'il est resté petit, il n'y a pas de dystocie (si c'est une femme).

Remarque sur le rachitisme dentaire.

Les dents ayant été comprises dans l'examen pratiqué sur nos sujets, il ne saurait être inutile de présenter les conclusions auxquelles nous sommes arrivés.

En examinant le rapport *MB*, qui nous montrait la longueur relative de l'ongle et du doigt, nous avons signalé cette particularité que, quand il y avait rachitisme, la seconde dentition devait être plus atteinte si l'affection était tardive.

Nous trouvons dans nos tableaux que, pour un même degré de rachitisme, le coefficient dentaire augmente quand les déformations des jambes diminuent, tout cela étant pris d'une manière relative, sur un certain nombre d'individus. Nous pouvons croire que, si les jambes sont moins déformées, c'est que le plus souvent l'affection les a frappées tard, quand elles étaient déjà plus solides; lorsque, aussi (rapport *MB*), le corps de la phalangette était plus développé.

C'est donc le rachitisme tardif, ou qui se prolonge avec

peu d'intensité, qui laissera des traces sur les dents définitives.

A côté de cela, bon nombre de sujets qui n'ont marché que très-tard ont de fortes marques rachitiques sur les bras et les jambes, et les dents n'ont rien ou presque rien. Il faut bien admettre qu'alors la maladie a guéri assez tôt pour ne pas laisser de traces sur la seconde dentition, laquelle peut, du reste, être considérablement retardée.

J'ai rencontré plusieurs de ces sujets. Ainsi, dans le service de M. Millard, était un jeune homme de 18 ans, porteur de déformations prononcées et du type 18 comme doigt; il lui poussait des canines, très-belles, du reste.

Une jeune femme n'a eu ses dents définitives qu'à 12 ans; elles sont assez belles et répondent au type 2 (fig. 2).

Une autre femme, de grande taille, n'a que des traces douteuses de rachitisme; elle a marché à 10 mois. Cependant les premières dents ou dents de lait ne sont venues qu'à 2 ans, pour ne tomber qu'à 16 ans. Cette femme néanmoins a été réglée à 11 ans.

Nous avons également rencontré des sujets qui, sans aucune trace de rachitisme notable, portaient une ligne de ponctuations à 1 ou 2 millim. du bord de la dent. Cette particularité répond sans doute à une maladie courte et intense, ayant agi, à un moment donné, sur des dents déjà avancées comme développement.

Toute maladie, suivant nous, devant troubler l'ossification, mais toutes les dents n'apparaissant pas en même temps, nous comprenons que certaines dents contemporaines et symétriques soient altérées, à l'exclusion des autres.

Relativement à la taille, nous dirons que tous les degrés sont observés, depuis les très-petits jusqu'aux très-grands ; que cependant le rachitisme accentué laisse plus souvent une petite taille.

Nos recherches ont porté exclusivement sur des adultes ; par conséquent, nous n'avons pas eu à étudier la maladie très-intense, celle où les sujets succombent ou bien dont les déformations gênent trop les organes internes pour permettre d'arriver à l'âge adulte.

D'après la notion étiologique que nous avons cherché à faire ressortir, l'hyponutrition (notion presque identiquement formulée dans le travail de M. Broca), toute maladie, toute langueur de la santé, doit laisser des traces plus ou moins profondes sur le squelette, tant que celui-ci n'est pas arrivé à son complet développement. Cette hyponutrition peut se retrouver plusieurs fois dans l'enfance et la jeunesse ; elle peut être déterminée par certaines époques critiques ou au contraire cesser après l'accomplissement de certaines évolutions viscérales et constitutionnelles. C'est ainsi que certains sujets, après une croissance rapide, s'arrêtent, tandis que, au contraire, des individus restés longtemps petits se développent tout d'un coup. Deux de mes malades ont grandi beaucoup au régiment.

Enfin, dans son intensité et ses époques d'apparition, le rachitisme ne peut que suivre les fluctuations de l'état général.

Remarques sur l'habitus scrofuleux.

Dans une classification de la scrofule en trois degrés, faite comparativement au rachitisme, nous avons trouvé un fait intéressant, relativement à ce qu'on appelle l'habitus scrofuleux.

En tenant compte de tous les degrés de rachitisme, nous le trouvons chez 75 pour 100 de nos scrofuleux.

Dans les traités de pathologie, on cite, à propos de la conformation extérieure des scrofuleux, certains signes qui dépendent avant tout du squelette :

« On a remarqué que beaucoup d'individus qui sont prédisposés à la scrofule offrent les traits d'une constitution ou d'une complexion spéciale... La mâchoire inférieure est plus large et comme carrée, les pommettes sont saillantes, les articulations sont plus grosses, la taille est petite ou très-élancée, la tête est comparativement plus volumineuse, etc.

« Tous les individus qui présentent les caractères de la prédisposition ne deviennent pas cependant scrofuleux, et d'autre part on voit la scrofule survenir souvent chez des personnes qui n'y paraissaient pas prédisposées par leur constitution. M. Lebert n'a guère rencontré que sur un septième de ses malades l'habitus scrofuleux avec les caractères qui lui sont communément assignés (1). »

L'habitus scrofuleux est du reste assez diversement décrit dans les auteurs.

Nous avons dit, un peu plus haut, que 75 0/0 des scrofuleux présentaient quelque trace de rachitisme. Pour ne pas être accusé d'exagération, nous ne comparerons que les degrés élevés de l'une et l'autre affection. Eh bien, pour 89 scrofuleux nets et accentués, nous trouvons 40 rachitismes nets et accentués; c'est-à-dire, 45 0/0 de rachitiques chez les scrofuleux.

(1) Grisolle. Traité de pathologie interne.

Ceci nous montre d'une manière assez claire que l'habitus en question n'est autre que du rachitisme, quant à la charpente tout au moins.

Relativement aux parties molles, nous ne pouvons parler en chiffres, mais nous n'avons rien remarqué qui différât sensiblement de ce qu'on trouve aux lymphatiques et aux anémiques.

Le parallèle établi pour la scrofule, nous l'avons répété pour la tuberculose. Sur 76 tuberculeux, héréditaires ou non, il y en aurait 29, soit 38 0/0 dans le même cas que les scrofuleux, relativement au squelette.

VII.

RELATION DE LA PHALANGETTE AVEC LES RÉTRÉCISSEMENTS DU BASSIN.

Dans l'immense majorité des cas, les rétrécissements du bassin sont dus à quelque déformation rachitique des os qui constituent ce canal.

Nous ne pouvons entrer dans le détail du mécanisme de ces déformations. D'un autre côté, les conditions de la dystocie dépendant en grande partie du volume de l'enfant, il nous est impossible de les chiffrer et de les mettre en tableau. En conséquence, nous détaillerons le plus brièvement possible les observations d'accouchements qui se trouvent dans nos notes, et qui, n'ayant pas été prises dans le but que nous nous proposons actuellement d'atteindre, ne sauraient être suspectes, au point de vue de l'idée préconçue.

Pour abréger, nous passerons sous silence les accouchements faciles coïncidant avec des doigts non rachitiques; en revanche, tous ceux qui, faciles ou difficiles, se rencontreront chez des femmes porteuses de phalangettes suspectes, seront mentionnés.

Comparativement, nous donnerons les deux coefficients α et β; celui-ci est le même que MN du chapitre précédent. α, nous l'avons dit, mesure la longueur de l'ongle relativement à sa largeur; sa moyenne est 100 (ou largeur égale à longueur), il oscille de 30 unités au-dessus, à autant au-dessous de ce chiffre.

β est la longueur relative de la phalangette; sa moyenne est 50; il oscille de 5 unités au-dessus à autant au-dessous de 50.

Ces chiffres 100 et 50 ne veulent pas dire que la phalangette qui les portera est exempte de rachitisme, mais seulement qu'on est à la limite des accouchements faciles dans les conditions ordinaires. De telles dimensions sont, au contraire, une preuve de rachitisme du doigt, mais modéré (1).

Plus les coefficients sont élevés, plus un accouchement doit être facile, plus ils sont bas, plus la dystocie est à craindre, tout cela dit pour un même enfant, de grosseur moyenne. Mais il arrive quelquefois que ces chiffres sont, l'un bon, l'autre mauvais, dans ce cas, ils se compensent en partie, et la signification reste celle du coefficient le plus exagéré, en bien ou en mal; à cet égard 1 unité de β vaut environ 3 de α.

Type 1. Obs. 400. Une femme forte, taille au-dessus de la moyenne, trois enfants dont deux gros à terme; douleurs assez fortes. Déformations rachitiques très-douteuses aux jambes (et l'on sait que nous avons pris note des moindres lignes douteuses), rien absolument autre part.

(1) J'estime qu'une phalangette n'est complètement exempte de rachitisme que si α atteint 120 et β 54 à 55.

$\alpha = 120$ $\beta = 60$. D'après ce que nous avons dit, ces deux coefficients son excellents ; bien que les enfants soient gros (ils sont restés de solides gaillards), nous n'avons rien de notable comme dystocie, un peu de lenteur, voilà tout.

T. 7. Obs. 374. Grosse femme, taille au-dessous de la moyenne. Un peu de déformation aux jambes, légère saillie cubitale, dents 2. Une grosse fille à terme. 40 h. de douleurs, mais pas de forceps : $\alpha = 108$ $\beta = 56$. Quoique ces chiffres soient bons, surtout le second, nous avons un travail long : c'est une primipare, pas grande, et une grosse fille.

T. 8. Obs. 141. Grande femme, trois enfants à terme, accouchements difficiles. Très-peu de chose aux jambes et aux bras. $\alpha = 104$, et $\beta = 46$. Ici α n'est pas mauvais quoique peu au-dessus de 100 ; mais β est nettement rachitique: donc dystocie.

T. 8. Obs. 247. Femme de taille moyenne. Une fille assez grosse 72 h. et forceps. Très-peu de chose aux jambes et aux bras, dents 7. $\alpha = 86$, $\beta = 59$. Le dernier chiffre est très-bon, mais α est bien bas, et comme l'enfant n'est pas petit, la dystocie est presque inévitable ; notons que c'est une primipare.

T. 8. Obs. 229. Femme petite et grosse. Deux enfants, gros, difficiles, forceps, et venus morts. Elle n'a marché qu'à 5 ans. Déformations nettes aux jambes, moins marquées, quoique nettes, aux bras ; dents 6 très-petites. $\alpha = 100$ $\beta = 54$. Le dernier chiffre est bon mais α reste insuffisant pour de gros enfants et une femme petite.

T. 8. Obs. 228. Taille moyenne, trois accouchements assez difficiles surtout pour un enfant à grosse tête devenu hydrocéphale. Elle a été nouée étant petite et n'a grandi qu'à 18 ans. Les jambes sont assez fortement déformées, les bras moins, les dents 5 très-petites. $\alpha = 100$, $\beta = 45$, le premier est faible, mais le second est très-mauvais, donc dystocie même avec des enfants moyens.

T. 10. Obs. 297. Grande femme, un enfant moyen assez laborieux. Elle a marché à 9 mois, présente aux jambes des marques légères, rien aux bras, dents 3 ; $\alpha = 95$, $\beta = 49$. Les deux chiffres sont assez mauvais tous deux, sans être accentués, donc dystocie moyenne.

T. 10. Obs. 248. Petite femme ayant eu deux enfants, assez forts et facilement. Elle n'a marché qu'à 14 mois, présente des déformations légères, également réparties aux bras et aux jambes, mais des dents 5. $\alpha = 90$, $\beta = 50$. Le dernier chiffre est à la limite, mais α est mauvais, et comme les enfants ne sont pas petits, nous devrions avoir des difficultés. Mais, chose remarquable, que j'ai trop souvent négligée pour d'autres femmes, le sacrum et les vertèbres voisines sont saillants en arrière. Nous sommes ici dans le cas signalé par M. Pinard (thèse inaugurale 1872). L'angle sacro-vertébral étant rejeté en arrière, permet l'engagement ; en revanche le diamètre biischiatique est un peu diminué sans toutefois devenir insuffisant. Du moins, c'est ce que j'ai vu à la clinique pour une femme plus déformée que celle-ci.

T. 10. Obs. 296. Femme moyenne. 3 enfants très-gros, dit-elle, et facilement. Cela ne nous étonne pas, car si elle a $\beta = 50$, ce qui reste indifférent, elle porte $\alpha = 118$, ce qui est très-bon. Elle a marché à 11 mois ; n'a aucune trace de déformation, et des dents irréprochables.

T. 11. Obs. 13. Taille moyenne, 8 enfants et 1 fausse couche. Pas de renseignements plus amples sur les accouchements. Cette femme n'a marché qu'à 4 ans, et pourtant ne présente rien de bien sensible comme marques rachitiques ; $\alpha = 100$, ce qui est indifférent, et $\beta = 56$, ce qui est très-bon.

T. 11. Obs. 68. Femme moyenne, 7 enfants, pas d'autres renseignements. A marché à 9 mois. Pas de traces rachitiques, dents très-gâtées. $\alpha = 90$ chiffre trop faible, mais en revanche $\beta = 56$ chiffre très-bon.

T. 15. Obs. 388. Femme très-petite. 1 enfant assez fort, accouchement terminé aux fers. Elle était fluette dans son enfance ; légères déformations aux bras et aux jambes, sans prédominance pour celles-ci. Les dents portent une ligne ponctuée non loin du bord. $\alpha = 83$, $\beta = 48 \cdot$ Ces deux chiffres sont mauvais, surtout le premier ; il devait y avoir certainement dystocie, puisque l'enfant n'était pas petit.

Nous allons entrer maintenant dans la série des types dits rachitiques, et toutes les fois qu'un enfant ne sera pas petit, nous trouverons de la dystocie.

T. 17. Obs. 186. Femme de taille moyenne, maigre. 1 enfant né asphyxié (pas d'autres détails). $\alpha = 86$, $\beta = 62$; le premier chiffre est mauvais, mais le second est très-bon. Traces légères aux jambes, rien de bien saillant aux bras. Elle a été élevée au biberon. D'après les coefficients, il n'a pas dû y avoir dystocie, cela est probable, car il n'en est pas mentionné dans mes notes, bien que le détail d'enfant, né asphyxié, prouve que certaines questions ont été posées.

T. 17. Obs. 92. Grande femme, toujours été chlorotique. 2 enfants syphilitiques à 7 mois, il ne pouvait y avoir dystocie. Marques légères aux jambes, peu de chose aux bras, dents 4. $\alpha = 90$, $\beta = 50$. Le premier chiffre est mauvais en tout cas.

T. 17. Obs. 164. Petite femme, très-scrofuleuse. 4 enfants à terme. On a dû percer les eaux chaque fois (sans doute pour exciter le travail). Elle a marché à 1 an, porte des traces douteuses aux bras et aux jambes, mais des dents 5. $\alpha = 81$, $\beta = 47$. Ces deux chiffres sont très-nettement mauvais. Remarquons, en passant, que les dents de seconde dentition ont été fortement atteintes, ce qui nous fait admettre un rachitisme lent, prolongé, la scrofule s'est développée concurremment.

T. 17. Obs. 291. Femme très-petite et boulotte. 4 enfants en trois couches, *très-petits* et faciles. Elle a marché à 11 mois, n'a que des marques très-légères aux bras et aux jambes, des dents ponctuées suivant une ligne à 3 millimètres du bord. $\alpha = 95$, $\beta = 50$, chiffres insuffisants, surtout pour une petite femme, mais les enfants étaient très-petits.

T. 17. Obs. 295. — Femme petite et boulotte, 2 enfants dont 1 à terme, difficile. Elle n'a marché qu'à 4 ans 1/2, n'a que des marques douteuses aux jambes et aux bras, et des dents irréprochables. $\alpha = 83$, $\beta = 54$.; le second chiffre est bon, mais le premier est nettement mauvais.

T. 17. Obs. 299. Petite femme, 1 enfant petit à terme. Elle a marché de bonne heure ; marques douteuses aux bras et aux jambes, dents irréprochables. $\alpha = 90$, $\beta = 49$. Ces chiffres peu satisfaisants n'ont pas eu grande influence, puisque l'enfant était petit.

T. 176. Obs. 222. Femme de taille moyenne, 5 enfants très-faciles et 3 fausses couches (pas de détails sur le volume des enfants). Elle a marché à 9 mois et présente cependant des déformations nettes aux jambes, douteuses aux bras, dents parfaites. $\alpha = 105$, $\beta = 47$. Le premier chiffre est bon, mais il est largement compensé par le second. En somme, situation passable ou médiocre, et à moins de gros enfants, la dystocie est peu probable, la femme n'étant pas petite.

T. 176. Obs. 293. Femme moyenne, 2 enfants, 1 seul à terme, gros, difficile. Elle n'a marché qu'à 2 ans et ne présente que des traces légères. $\alpha = 116$, $\beta = 46$. Ces deux chiffres se compensent parfaitement; la situation est passable, et sans le volume de l'enfant qui était gros, l'accouchemant n'aurait pas offert de difficulté notable.

T. 176. Obs. 138. Grosse femme de taille moyenne ; 1 gros enfant mort en naissant. Elle a marché à 10 mois. Les jambes, tout au moins, ont marquées d'un rachitisme évident. $\alpha = 100$, $\beta = 49$. Ces deux chiffres sans être bien mauvais ont dû être insuffisants pour un gros enfant et une primipare.

T. 176. Obs. 312. Femme plutôt petite; 11 enfants, aucun à terme, tous très-difficiles, le plus court 28 heures. Dans son enfance elle a subi de mauvais traitements. Rachitisme léger aux jambes, douteux aux bras, dents 2. $\alpha = 100$, $\beta = 47$. Le premier chiffre est médiocre, mais le second est mauvais, donc dystocie même avec des enfants moyens.

T. 176. Obs. 206. Femme très-petite, 1 enfant facile, avant terme il est vrai. Elle a marché à 11 mois; rachitisme douteux des jambes, rien absolument ailleurs. $\alpha = 90$, $\beta = 45$. Les deux chiffres sont absolumen t mauvais, surtout le second. S'il n'y a pas eu dystocie, c'est que l'enfant était avant terme, et probablement petit.

T. 18. Obs. 26. Petite femme; 2 enfants, le premier à 6 mois, le second à terme, céphalotribsié. Après avoir marché de bonne heure, elle a été arrêtée de 2 à 7 ans; le rétrécissement est de 6 centimètres. Cette femme, interrogée une heure après l'opération, était trop fatiguée pour que je complétasse l'examen. $\alpha = 81$, $\beta = 46$. Tous deux absolument mauvais.

T. 19. Obs. 318. Taille moyenne, un enfant facile, assez fort. Elle n'a marché qu'à 18 mois ; néanmoins les traces sont douteuses aux jambes comme aux bras, les dents 1. $\alpha = 116$, $\beta = 53$. Ces deux chiffres sont très-bons, et malgré la marche tardive, l'accouchement ne pouvait être difficile.

T. 19. Obs. 59. Taille moyenne; deux accouchements laborieux ; marché à 9 mois; très-peu de chose aux jambes, dents 2. $\alpha = 100$, $\beta = 50$. Ici nous sommes à la limite pour les deux chiffres. Le volume des enfants n'est pas noté.

T. 19. Obs. 67. Taille moyenne; 1 enfant un peu avant terme, facile; marques douteuses aux jambes, dents 2. $\alpha = 95$, c'est faible, mais $\beta = 52$ remet les choses à un niveau passable ; l'enfant n'était toujours pas très-gros.

T. 21. Obs. 174. Femme très-grande. 4 enfants, les deux premiers difficiles. Aucun soupçon de rachitisme nulle part, néanmoins les coefficients $\alpha = 100$ et $\beta = 49$ sont suffisants pour justifier l'accouchement difficile pour les deux premiers enfants qui devaient être assez forts, puisque les deux suivants sont venus sans difficulté. Cette femme n'a été réglée qu'à 17 ans.

T. 21. Obs. 303. Taille moyenne ; 2 enfants très-petits, faciles. Marques douteuses aux jambes, rien aux bras, dents 2. $\alpha = 100$, $\beta = 57$, en somme, bonne situation, et de toute manière la dystocie n'était pas possible.

T. 21. Obs 377. Taille moyenne ; 6 enfants dont un seul à terme, petit et facile. Elle a marché à 9 mois ; délicate, rachitisme net aux jambes, un peu moins fort aux bras, dents 2, courtes. $\alpha = 96$, $\beta = 50$. Ces deux chiffres sont médiocres, mais l'enfant à terme était petit.

T. 22. Obs. 57. Taille moyenne ; huit fausses couches de 6 à 8 mois. Marché à 9 mois, rachitisme assez léger, mais dents 5. $\alpha = 96$, $\beta = 49$. Chiffres fort médiocres.

T. 22. Obs. 140. Petite femme. 1 enfant énorme, 4 jours et forceps. Traces douteuses aux bras et aux jambes, dents 2, courtes. $\alpha = 87$, $\beta = 53$. Ces deux chiffres se compensent sensiblement, et sans le gros volume de l'enfant l'accouchement n'aurait pas été aussi laborieux. L'enfant n'a vécu que deux jours, il était énorme de l'avis des médecins.

T. 22. Obs. 383. Femme très-grande ; 1 enfant mort, difficile et version. Elle a marché à 9 mois, n'offre que des traces très-douteuses de rachitisme. Néanmoins, les coefficients $\alpha = 83$ et $\beta = 48$ sont nettement mauvais.

T. 22. Obs. 216. Taille au-dessus de la moyenne ; 1 enfant avant terme, facile. Elle aurait été nouée. Les jambes sont nettement déformées ; très-peu de chose aux bras, dents 1, pas longues. $\alpha = 91$, $\beta = 46$. Ces deux chiffres sont mauvais, surtout le second, et si l'enfant ne fût pas venu avant terme, il y avait de fortes chances de dystocie.

T. 22. Obs. 89. Femme plutôt petite. 4 enfants (pas d'autres détails). Elle n'a marché qu'à 3 ans ; les jambes sont assez fortement déformées, les bras moins ; dents 2. $\alpha = 103$, $\beta = 58$. Ces deux chiffres ne sont pas mauvais, le second surtout est excellent, et nous expliquent pourquoi, malgré les déformations accentuées des jambes et la marche tardive, l'accouchement a pu se répéter quatre fois sans dommage notable pour cette femme.

T. 23. Obs. 190. Femme petite, 2 enfants faciles à terme. Traces de rachitisme légères, mais égales partout. $\alpha = 79$, $\beta = 52$; le premier chiffre mauvais n'est pas suffisamment compensé par le second ; mais, malgré l'absence de renseignements plus complets, nous pouvons croire que les enfants étaient petits ; la femme n'est pas très-solide, et le mari est mort de la poitrine à 28 ans.

T. 23. Obs. 191. Femme très petite. $\alpha = 77$ très-mauvais, $\beta = 50$. Elle a marché très-tard et ne porte que des traces légères aux jambes, moins accentuées encore aux bras. Elle a eu un enfant, mais je ne puis attacher grande importance aux commémoratifs, car elle a une embolie cérébrale (partie droite), depuis quelques jours, suite d'endocardite rhumatismale.

T. 23. Obs. 224. Taille moyenne, 3 enfants, gros, faciles. Elle a marché de bonne heure, porte sur les tibias de fortes marques de rachitisme, moins aux bras ; les dents sont fausses. $\alpha = 69$, $\beta = 51$. De ces deux chiffres, le premier est très-mauvais et le second très-insuffisant pour le compenser. Comme j'insistais sur sa conformation, cette femme me dit qu'elle n'avait pas de... hanches, qu'elle était obligée de mettre une grosse tournure, pour racheter ce manque d'élégance. Au palper je constatai l'absence de cambrure lombaire, ce qui, comme nous l'avons vu plus haut, rentre dans le cas de courbures de compensation de M. Pinard.

T. 23. Obs. 319. Femme très-petite, 4 enfants faciles ; le premier seul a été long, trois jours ; il était probablement plus fort que les autres. Elle a marché à 10 mois, présente très-peu de chose aux jambes, mais une forte saillie de la crête cubitale, les dents 5. $\alpha = 84$ et $\beta = 55$. Ces deux chiffres se compensent, et ont pu permettre les trois accouchements faciles.

T. 25. Obs. 163. Taille moyenne, 1 enfant très-difficile, 2 jours, puis inertie de matrice et forceps. Elle aurait été arrêtée quelque temps après un commencement de marche. $\alpha = 91$, $\beta = 49$. Ces chiffres auraient sans doute permis l'accouchement d'un enfant petit, mais ici c'était une fille de 7 livres, la dystocie était inévitable.

T. 25. Obs. 251. Femme moyenne ; une petite fille, difficile. Elle n'a marché qu'à 2 ans 1/2 et présente des traces assez accentuées de rachitisme, également reparties aux bras et aux jambes ; les dents 2. $\alpha = 65$, $\beta = 46$. Ces deux chiffres sont très-mauvais, l'accouchement, difficile avec un enfant petit eût été impossible avec un enfant moyen.

T. 26. Obs. 75. Petite femme, 2 enfants petits, faciles. Elle n'a marché qu'à 2 ans, et présente, notamment aux jambes, des déformations assez accentuées ; les dents 2, courtes. $\alpha = 81$, $\beta = 51$; le premier ne peut être racheté par le second, mais ici les enfants sont petits.

T. 28. Obs. 116. Femme moyenne, 1 fille très-petite à 8 mois, facile. Elle n'a marché qu'à 3 ans. Cependant les traces de rachitisme sont fort douteuses aux jambes comme aux bras; les dents 1 n'ont rien. $\alpha = 100$, $\beta = 55$; le premier chiffre est passable, mais le second est très-bon ; de toute manière pas de dystocie possible. Remarquons en passant que, malgré un retard considérable, cette femme n'a gardé que peu de traces de l'affection aux doigts comme ailleurs. Le chiffre $\beta = 55$ prouve qu'il y a eu réparation très-active.

T. 28. Obs. 294. Très-petite femme, 1 enfant pas gros, très-difficile. Elle n'a marché qu'à 6 ans, et offre de fortes déformations partout, surtout aux jambes; nombreuses dents présentant le type 5. Elle est actuellement malade des suites de cette couche. $\alpha = 80$, $\beta = 47$. Ces chiffres sont très-mauvais.

T. 28. Obs. 106. Petite femme. 1 enfant à terme, deux jours et une nuit, puis forceps. Elle n'a marché qu'à 2 ans, n'offre cependant que des traces douteuses de rachitisme, dents 4. $\alpha = 100$, $\beta = 48$. Ce dernier prouve qu'il n'y a pas eu de réparation bien active.

Nous devons faire remarquer relativement aux coefficients α et β, que, chez les phthisiques, et en général pour les doigts hippocratiques, leur signification est plus mauvaise que pour les phalangettes non hippocratiques. Ainsi, les chiffres qui permettraient l'accouchement avec un type ordinaire, ne le permettront souvent plus avec un doigt hippocratique.

Cette remarque doit s'appliquer aux trois observations précédentes et à toutes celles qui vont suivre.

T. 30. Obs. 52. Taille moyenne, 3 enfants, travail laborieux. Elle a marché à 10 mois, les jambes sont nettement atteintes de déformation; les dents 1 n'ont rien. $\alpha = 81$, $\beta = 61$; le second est tout à fait insuffisant pour racheter le premier.

T. 31. Obs. 365. Femme petite. 8 enfants petits, faciles. Elle était chétive et ne présente aucune trace de rachitisme. $\alpha = 87$, $\beta = 49$, en revanche, la phalangette a été touchée; mais ici, aucun inconvénient, puisque les enfants étaient petits.

T. 31. Obs. 376. Femme moyenne, 1 enfant facile à 8 mois. Elle a été arrêtée dans son enfance par une brûlure. Les jambes sont assez fortement déformées et la saillie cubitale est accentuée ; rien aux dents. $\alpha = 90$, $\beta = 51$; ces chiffres tendent à se compenser, mais, de toute manière, il n'y avait pas ici de difficulté possible, l'enfant étant à 8 mois.

T. 32. Obs. 182. Grande femme, un enfant à terme, facile. Elle n'a marché qu'à 15 mois ; rien aux jambes, peu de chose aux bras, dents 5. $\alpha = 95$, $\beta = 50$. Situation assez mauvaise, pour un type hippocratique, mais l'enfant était sans doute né chétif ; il est mort à 3 mois, la mère est d'atteinte d'affection cardiaque grave, suite de rhumatismes rebelles, elle n'a que 26 ans.

T. 32. Obs. 121. Grande femme. 1 enfant petit, difficile. Elle a été arrêtée quelque temps. Cependant il y a fort peu de chose et les dents sont irréprochables. $\alpha = 95$, $\beta = 48$. Chiffres qui sont très-mauvais pour une hippocratique : la dystocie ne saurait donc nous étonner.

T. 34. Obs. 298. Taille moyenne, 2 enfants assez forts, faciles, très-peu de chose aux jambes et aux bras ; dents 1. $\alpha = 108$, $\beta = 50$. Le premier chiffre est bon, le second indifférent. En tous cas, elle me semble à la limite pour de gros enfants.

T. 34. Obs. 194. Femme petite, 4 enfants petits, faciles. Marques légères aux jambes, rien ailleurs. $\alpha = 86$, $\beta = 49$. Ces chiffres sont nettement mauvais, surtout le premier, cependant l'accouchement devait être facile avec de petits enfants.

T. 34. Obs. 179. Taille au-dessus de moyenne, 4 enfants très-faciles. Elle n'a cependant marché qu'à 2 ans. Marques légères aux jambes, rien ailleurs. $\alpha = 107$, $\beta = 52$. Aucune dystocie probable avec ces chiffres. Cependant pour de gros enfants il ne faudrait rien affirmer.

T. 35. Obs. 183. Petite femme maigre, 3 enfants assez forts, assez difficiles. Arrêtée de 9 à 13 mois. Rachitisme net partout. $\alpha = 104$, $\beta = 53$; ces deux chiffres sont assez bons et ne peuvent causer de dystocie qu'à la condition que les enfants soient *assez* forts. N'oublions pas cependant qu'ici, il y a hippocratisme.

T. 36. Obs. 381. Grande femme. 1 enfant assez fort par le siége facile. Elle a marché à 11 mois ; les jambes sont peu marquées, mais il existe une forte saillie cubitale. $\alpha = 123$, $\beta = 47$. Le second chiffre mauvais est largement compensé par le premier.

T. 36. Obs. 390. Femme au-dessus de la moyenne, 1 enfant fort, facile. Etait maigriotte dans son enfance, n'a que des traces douteuses aux bras et aux jambes, mais dents 5. $\alpha = 130$, $\beta = 52$; ces deux chiffres sont très-bons, notamment le premier.

T. 38. Obs. 217. Taille au-dessous de la moyenne. 1 enfant, 16 jours avant terme, très-facile. Elle a marché de bonne heure, mais peu solidement; jambes nettement marquées, bras moins, rien aux dents. $\alpha = 104$, $\beta = 53$; l'ensemble de ces chiffres est assez bon, mais ici, il n'en était pas besoin, l'enfant n'étant pas à terme.

T. 40. Obs. 187. Femme petite, 2 enfants; le premier aurait duré trois jours. Elle a marché tard; les jambes sont fortement marquées, mais les bras sont à peu près intacts, les dents n'offrent absolument rien. $\alpha = 112$, $\beta = 52$; ces deux chiffres seraient nettement favorables pour un accouchement ordinaire. Mais, si l'on prend la peine de regarder le type 40 des doigts, on comprendra que la remarque faite au sujet de l'hippocratisme s'applique ici au maximum; pour une déformation aussi exagérée du doigt, les coefficients devaient être insuffisants chez une petite femme. D'autre part, il est probable que le premier enfant était assez gros, puisque le second n'aurait pas offert de difficulté notable.

Cette énumération d'accouchements montre d'une façon évidente l'étroite relation qui existe entre la dystocie et le rachitisme de la phalangette.

Toutes les fois que l'hippocratisme n'aura pas déformé le doigt d'une manière trop considérable, la phalangette dystocique sera appréciable. Ses caractères sont: un ongle plus large que long, une phalangette plus petite que la moitié de la longueur des deux autres phalanges réunies. Cela est bien net; mais, en outre, la forme du doigt, ainsi que nous le verrons dans la seconde partie, suffira très-souvent à elle seule à révéler le rachitisme.

Procédé de mensuration. — L'instrument sera un compas, une règle divisée, ou mieux, ainsi que nous le pratiquons, un de ces petits compas d'épaisseur en buis, à coulisse. On en voit chez tous les opticiens et quincailliers. Ce petit instrument est semblable, sauf les dimensions, à celui dont se servent les cordonniers, et qu'ils nomment un *pied*.

Le coefficient α s'établit en divisant la longueur B de l'ongle (fig. 3) par sa largeur A prise au niveau du bord libre. Ainsi soit : B $=$ 11^{mm} et A $=$ 9^{mm}, le coefficient cherché sera $\alpha = \frac{11}{9} = 1,22$, ou plus commodément 122.

On peut objecter que, par suite d'un amaigrissement antérieur, l'ongle a pu être découvert davantage, et de là paraître moins rachitique. Le fait est vrai, mais n'a qu'une très-minime influence, qu'on doit absolument négliger dans la pratique.

La longueur B de l'ongle doit être prise du niveau où cette lame quitte le doigt, jusqu'à l'endroit où cesse le derme sus-unguéal, pour faire place, soit à l'ongle, soit à cette petite bandelette épidermique qui en recouvre souvent la partie supérieure, comme dans les types 9, 8, etc.

Le coefficient β s'obtiendra en prenant pour points de repère les plis cutanés les plus accentués de la face palmaire des doigts. Pour prendre la longueur de la phalangette notamment, on appliquera l'instrument sur le côté du doigt; puis, l'une des pointes étant laissée en place au niveau du pli phalangetto-phalanginien, on fait glisser l'autre pointe jusqu'à ce qu'on aperçoive l'extrémité du doigt. Mesurant ensuite la longueur des deux autres phalanges réunies, on divise la première longueur obtenue par la seconde.

Ainsi soit 27 la longueur de la phalangette, et 50 celle des deux autres phalanges, on dira $\frac{27}{50} = 0,54$, ou tout simplement 54. On sait que β oscille autour de 50, par suite, si l'on trouve 55 ou 47, on ne croira pas que c'est

550 ou 4,7. Nous rappelons ce que nous avons déjà expliqué en tête des accouchements, que, plus les coefficients sont forts, plus ils sont favorables ; plus l'ongle d'une part, la phalangette de l'autre, présentent de longueur.

Nous avons vu qu'une phalangette courte peut compenser un ongle long, et, suivant que l'un ou l'autre l'emportera, les chances se prononceront dans un sens ou dans l'autre. D'autre part, si les chiffres ont même indication, si par exemple un ongle court coïncide avec une phalangette courte, la dystocie est certaine ; et d'autant plus que les chiffres tomberont plus bas.

Une dernière fois nous rappellerons que : α varie de 60 à 130. Niveau indifférent (ou limite) 100.

β varie de 45 à 55. Niveau moyen (ou limite) 50.

Cette introduction de chiffres dans la pratique obstétricale peut sembler étrange ; mais ce qui l'est au moins autant, c'est que, faute d'un moyen aussi simple, aussi à la portée de tout le monde, enfin aussi peu répugnant pour les femmes, on se laissât surprendre par une dystocie à laquelle on ne s'attendait pas.

Parlerons-nous des pelvimètres? Mais, pour en tirer quelque profit, il faut supposer un apprentissage. La difficulté n'est pas de mesurer un diamètre, mais avant tout d'en pouvoir trouver les extrémités, or, c'est que les instruments en question ne donnent pas. C'est l'opérateur que cela regarde, et à ce compte-là nous préférons la pelvimétrie digitale, qui n'est pas plus répugnante que l'introduction ou l'application des instruments, et qui, si elle moins précise, est certainement plus sûre.

Le bassin, comme tous les autres os, éprouve l'effet du rachitisme, et, quand il est suffisamment ramolli ou atteint pour qu'il en résulte plus tard de la dystocie, les jambes sont assez malades pour refuser la marche ; c'est pourquoi, avec un bassin qui ne permettra pas l'accouchement, on rencontrera presque toujours des déformations des jambes en discordance complète avec le degré de la dystocie.

Réciproquement, on rencontrera aux jambes des déformations accentuées et évidentes pour tout le monde avec des accouchements faciles ; tout cela dit pour des enfants moyens.

Nous n'avons pas à revenir sur l'explication de ces faits, donnée plus haut ; mais nous appelons l'attention des hommes spéciaux sur cette relation presque mathématique du rachitisme de la phalangette avec le degré de la dystocie.

Est-ce à dire qu'on doive faire fi de l'examen des jambes ? Loin de là ; il faut, au contraire, les examiner avec plus de précision qu'on ne le fait généralement, et, à la moindre ligne douteuse, songer au rachitisme. mais aussi ne point inférer du degré des jambes à celui du bassin, et si l'on ne juge pas à propos de pratiquer la pelvimétrie, qu'on examine au moins le doigt, le médius du sujet ; s'il est rachitique, le reste du corps doit l'être, le bassin le sera, et, à moins de circonstances exceptionnelles, le décubitus dorsal aura rétréci le diamètre antéro-postérieur.

Le sens du rétrécissement est du reste assez variable, et dépend de la direction des pressions supportées par les os malades.

Pouvons-nous, d'après cette notion que le rachitisme n'est qu'une dystrophie osseuse, effet partiel d'une dystrophie générale, pouvons-nous expliquer que des femmes aient un bassin trop petit, peu ou point déformé cependant? Je crois qu'on peut l'essayer.

Le rachitisme ne cesse d'être possible que lorsque l'os est complètement développé; il aura lieu, avec M. Broca, toutes les fois qu'il y aura manque de parallélisme entre la formation et la calcification, ce qui pour nous sera déterminé par toute hyponutrition générale.

Chez l'enfant des deux sexes, l'excavation est étroite et allongée dans le sens antéro-postérieur, ce qui empêche les viscères de s'y loger (du moins en partie). Elle s'élargit à mesure qu'elle se développe, par l'élargissement du sacrum et l'allongement des pubis, accusant de plus en plus sa différence de forme dans les deux sexes, notamment à l'approche de la puberté. Ce mouvement d'accroissement persiste jusqu'à l'ossification complète qui se termine de 15 à 20 ans; le sacrum est le plus tardif; voilà ce que dit l'anatomie.

Serait-il donc irrationnel d'admettre pour le bassin ce qu'on observe pour les autres os? Tant qu'il se développera, il sera exposé au rachitisme, qui aura d'autant moins de prise, toutefois, que le développement sera plus avancé.

Or il arrive fort souvent, qu'à l'époque où la femme devient apte à concevoir, la nutrition générale souffre de cette évolution organique; il y a un état de langueur, d'anémie, de chlorose, qui certes n'est pas de nature à faciliter le développement des os; pourquoi le bassin n'en ressentirait-il pas les effets, comme la taille s'en ressent si souvent? Les auteurs qui ont observé le rachitisme, et J. Guérin en particulier, disent que l'arrêt de croissance est d'autant plus marqué qu'un os est plus avancé dans son développement, au moment où la maladie apparaît. L'état de langueur de certaines jeunes filles pourra donc entraîner l'arrêt de développement du bassin à une époque où il pourrait encore s'accroître ; on conçoit que, dans ces cas, il n'y ait pas de déformations, ou d'altération visible dans la texture de l'os.

Nous ne faisons là qu'une induction, mais les faits resteraient bien souvent stériles sans une tentative d'interprétation. Quant aux bassins trop grands, ils me font songer à ces individus qui restent petits, ramassés, jusqu'à 14, 18 et 21 ans, et qui tout à coup se mettent à grandir ; faute d'une autre explication, nous en ferons encore du rachitisme, car nous y retrouvons ces deux périodes : hyponutrition, puis excès d'activité réparatrice.

L'idée d'une dystrophie osseuse peut encore s'appliquer aux déviations qu'on observe à la colonne vertébrale, chez des jeunes gens et surtout des jeunes filles, et peut encore être attribuée à l'état de malaise et de langueur. C'est du moins dans de telles conditions qu'on voit la déviation se produire. Les attitudes habituelles dues aux travaux, aux professions, ne pourront qu'accentuer et déterminer le sens de la déviation principale ; le raccourcissement des muscles en est la conséquence, et, à mesure que le rachis se dévie, l'action musculaire devenant moins oblique n'en est que plus efficace. Mais à cette époque les jambes sont solides, les os sont épais, résistants, les épiphyses seules peuvent offrir quelque prise à la maladie, la diaphyse ne se courbe plus.

Nous pensons donc que J. Guérin, lorsqu'il dit dans son remarquable mémoire : « Toute déformation isolée d'une partie supérieure du squelette n'est point due au rachitisme, » n'avait en vue que le rachitisme de l'enfance.

Est-ce à dire que toute déviation du rachis chez les jeunes gens soit le fait d'un rachitisme tardif; nous sommes loin de l'affirmer, n'ayant pas fait de recherches à cet égard, mais nous en admettons la possibilité. Les rétractions musculaires parétiques ou hypersthéniques sont des affections rares, tandis que les occasions de rachitisme sont bien plus fréquentes; voilà pourquoi, avant d'éliminer celui-ci, chez les jeunes gens, il faut constater au moins que la nutrition est satisfaisante.

CONCLUSIONS. — Le rachitisme n'ayant ni étiologie, ni évolution clinique qui lui soient propres, n'est que l'effet particulier d'un état commun à toute maladie, à toute détérioration, c'est-à-dire de l'hyponutrition générale.

Cette hyponutrition agira d'autant plus facilement sur le squelette, que son travail de développement est plus actif, que les os sont plus jeunes. Ceux-ci ne seront soustraits à la maladie qu'après leur ossification complète; le rachitisme diminue avec l'âge, mais n'est pas limité à l'enfance.

Les déformations laissées par la maladie, chez les adultes, appréciées aux bras et aux jambes en particulier, sont presque toujours plus fortes aux membres inférieurs.

Cette prédominance aux jambes doit être attribuée à des influences étrangères à la maladie; avant tout, à la marche persistante ou trop précoce de la convalescence.

Le degré de déformation des jambes n'est pas en rapport avec celui d'autres parties qui ont été soustraites aux influences accessoires.

La phalangette, à cause de sa situation indépendante, reste l'un des meilleurs témoins des effets généraux de la maladie.

La dystocie est sensiblement en rapport avec le rachitisme de la phalangette, mais non avec celui des jambes.

On ne saurait inférer, du retard des enfants, au degré effectif du rachitisme, évalué d'après l'examen des doigts et la dystocie.

L'examen de la phalangette, étant des plus simples, doit être pratiqué à propos de tout accouchement.

Le rachitisme varie dans ses effets, suivant le moment, l'intensité et la prolongation de la cause qui le détermine ou l'entretient.

L'hyponutrition qui entretient le rachitisme tend à développer concurremment la scrofule.

Le rachitisme étant la résultante d'un manque de parallélisme entre deux faits d'assimilation, peut cesser et reparaître, laissant sur un même sujet des effets qui ne sont point contemporains. Il en résulte que l'analyse des cas particuliers est souvent difficile.

VIII.

DU DOIGT HIPPOCRATIQUE.

Le doigt hippocratique est tel que le derme sous-unguéal, s'hypertrophiant vers le milieu de sa longueur, la courbure longitudinale de l'ongle s'exagère, entraînant dans son soulèvement le derme sus-unguéal : *l'ongle semble soulevé vers sa racine, et abaissé à son bord libre.*

Avec ce mouvement apparent de l'ongle, coïncide en général une forme en nacelle de la pulpe du doigt, regardée de profil, laquelle complète, avec la disposition dorsale, une forme dite *en massue.*

. « Ungues adunci fiunt. » (Hipp.).

« Morbo progrediente, corpus macrescit prœter crura : « hæc autem tument et pedes, et ungues coniorquentur. » (Hipp.)

Ainsi parlait le Père de la médecine.

Depuis, la forme recourbée de l'ongle, chez les phthisiques principalement, frappa l'attention d'un certain nombre d'observateurs ; parmi eux, Arétée de Cappadoce, Sauvage, Duret, mais toujours dans la tuberculose.

Cependant, dans le Dictionnaire de médecine et de chirurgie pratiques, Blandin signale que les ongles recourbés ne se remarquent pas seulement dans la phthisie, mais aussi dans les maladies chroniques, où l'amaigrissement devient extrême.

Dans sa thèse (n° 164, 1822), M. Faye émet semblable opinion et dit qu'on voit aussi l'ongle se recourber dans certaines maladies de la peau.

En 1822, M. Pigeaux (*Archives gén. de méd.* t. 29.), voulant établir la valeur de ce signe diagnostique, s'adressa à la méthode statistique : « Sur 200 mains de phthisiques des moins équivoques, 167 individus furent trouvés pourvus de griffes hippocratiques ; mais il reste constant que tous les tuberculeux n'ont pas les ongles recourbés, environ un sixième des cas. Dans une nouvelle série de recherches, faites avec tout le détail possible, M. Pigeaux reconnut que, considéré *chez des individus non tu-*

berculeux, quoique réduits à l'état d'amaigrissement extrême, le recourbement des ongles se rencontrait à peine dans un dixième des cas. C'est ainsi que 17 sujets (sur 183) de ces non-tuberculeux avaient le doigt hippocratique ; presque tous étaient atteints d'affections organiques du cœur ou d'affections chroniques du poumon non phymiques (catarrhes, emphysème); la plupart avaient une gêne sensible de la respiration.

Pigeaux attribue une grande influence à la gêne respiratoire, d'autant plus que déjà, dans ses premières recherches, cette même gêne respiratoire aurait été notée chez presque tous ceux qui avaient l'ongle hippocratique, et point chez ceux qui ne l'avaient pas (1). Puis il ajoute : « Il y a présentement trois ans que mes notes ont été commencées, et chaque jour de nombreuses observations viennent me convaincre de l'évidence qu'ont la gêne de la respiration, de la circulation, et en général tout vice de l'hématose, sur le recourbement des ongles, ou du moins sur la production médiate de ce phénomène par l'intermédiaire du gonflement fusiforme de la dernière phalange des doigts. »

(1) L'hippocratrise avec cyanose des ongles a été mentionné depuis longtemps, notamment dans l'emphysème et les lésions valvulaires. Entre autres cas, j'en ai rencontré un exemple très-beau chez une petite fille de 11 ans, dans le service de M. Bouchut ; le savant professeur en avait fait prendre la photographie, et, si j'ai bonne mémoire, c'était un type 43. Cette enfant était depuis longtemps en état d'asystolie, et a fini par succomber.

M. Ancel en cite deux autres exemples, comme dus à l'altération du sang, et mentionne que Kölliker a observé chez des tuberculeux hippocratiques des oblitérations vasculaires du lit de l'ongle. On conçoit que la déchéance des petits vaisseaux sous-unguéaux ne peut avoir lieu sans changer les conditions normales du cours du sang et sans altérer les contacts réciproques de ce fluide inopectique avec la paroi vasculaire.

C'est au développement fusiforme de l'extrémité des doigts que l'observateur attribue le développement excentrique de la matrice et surtout de la racine de l'ongle, phénomènes qui peuvent exister même en l'absence de cette lame cornée.

Dans la plupart des cas, l'index et le pouce sont atteints les premiers.

« Quelquefois, rapide dans sa marche progressive, il parvient avec la phthisie aiguë, en quelques semaines, à son plus haut point d'accroissement. Il suit assez régulièrement, non les phases des tubercules ni des affections organiques du cœur, mais bien leur influence sur l'état général de l'hématose et de la respiration. Plusieurs fois je l'ai vu s'accroître, diminuer et même disparaître avec la cause générale qui lui avait donné naissance. »

Je n'ai point observé semblables faits; il est vrai que je ne me suis pas attaché exclusivement à l'étude du doigt hippocratique. J'ai vu le phénomène s'accentuer avec assez de régularité, mais non diminuer, et surtout disparaître. Cependant, nous concevons la possibilité du fait; on peut assimiler cet hippocratisme à variations aux varices mécaniques de la grossesse ; dans ces cas, l'élément mécanique l'emporterait de beaucoup sur le cachectique. En tous cas, faute d'une définition précise, il reste un doute; était-ce bien l'hippocratisme dû à l'ongle, ou simplement une infiltration du doigt et notamment de sa pulpe? Car il y a deux éléments qu'il faut considérer dans la forme en massue que peut offrir un doigt: la ligne dorsale fournie par l'hippocratisme de l'ongle, et la ligne palmaire qui peut n'être due qu'à l'infiltration. Si dans certains doigts l'infiltration seule de la pulpe ne saurait faire songer à l'hippocratisme, il n'en est pas de même pour tous, et quelques doigts effilés, dont l'ongle est naturellement un peu bombé, seront à la moindre infiltration de leur pulpe considérés comme hippocratiques.

Quant à la phthisie aiguë, nous avons vu, ainsi que Trousseau l'a remarqué également, que l'hippocratisme n'y apparaît pas, faute de temps.

Je citerai, par exemple, le cas d'une jeune femme qui se tuberculisa tout d'un coup après un accouchement. La gêne respiratoire devint énorme, la fièvre intense, la cyanose et l'amaigrissement furent rapides, mais pas l'hippocratisme le plus léger, quelques jours du moins avant sa mort. Elle était tellement épuisée dans les derniers jours où je l'ai vue, que par compassion je me bornai à un examen attentif du doigt, sans prolonger mes questions.

A côté de cette tuberculose aiguë où le malade meurt sans hippocratisme, en voici un autre qui répond très-probablement aux tuberculoses rapides avec hippocratisme de M. Pigeaux.

Une femme, après plusieurs mois de dyspepsie, pendant lesquels elle avait eu plusieurs vomissements de sang, commença à tousser et entra dès lors à l'hôpital. La fièvre à ce moment était forte, l'amaigrissement rapide qu'elle éprouvait, depuis quelque temps surtout, lui laissait la peau ridée : l'enveloppe paraissait trop grande pour le contenu. Elle mourut après un mois, mais à son entrée, bien que les signes physiques fussent simplement initiaux, le doigt était nettement hippocratique ; surtout l'ongle, car la pulpe était ratatinée et ridée.

Nous avons dans ce cas une tuberculose rapide, avec hippocratisme ; mais celui-ci avait débuté précédemment avec l'état d'épuisement qui devait aboutir à la tuber-culose.

Si M. Pigeaux a pu voir disparaître l'hippocratisme, ce ne doit pas être chez les phthisiques, car ceux-ci, surtout à l'hôpital, ne guérissent pas souvent ; restent donc les emphysémateux et les cardiaques, chez lesquels il faudra bien se garder de prendre l'infiltration de la pulpe pour de l'hippocratisme.

Celui-ci est dû à l'hypertrophie de la matrice unguéale et à la suractivité de production de l'ongle. La bosse sus-unguéale est déterminée par la forme arquée que prend l'ongle ; la peau qui le recouvre supérieurement est soulevée par lui.

Dans l'état normal, la partie supérieure de l'ongle, celle qui est cachée, est appliquée contre l'os, dont elle n'est séparée que par une couche très-mince et pâle du derme sous-unguéal.

Vienne la cachexie, le derme sous-unguéal s'hypertrophie, l'ongle se bombe dans toute sa longueur, le point culminant étant situé vers le milieu de la longueur totale, les deux extrémités conservant sensiblement le même niveau. Dès lors, l'ongle, vu sur le vivant, semble s'être abaissé par son bord libre, et au contraire soulevé en haut ; il semble avoir basculé, et ce mouvement sera d'autant plus apparent que l'amaigrissement, ayant fait disparaître les doublures graisseuses au niveau de l'articulation, la peau est plus exactement appliquée sur les parties dures.

Pigeaux conclut que : « Lorsque l'ongle n'est pas ac-« compagné de symptômes évidents d'une affection des « voies circulatoires, lorsqu'ils n'existe pas concurrem-« ment une gêne dans la respiration légitimée par des

« signes de maladie étrangère aux tubercules, la présence
« de ceux-ci est certaine. »

Modifiant à notre point de vue la conclusion de
Pigeaux, nous pensons que, de toutes les cachexies, la
plus fréquente étant celle de la tuberculose, que, d'autre
part toute détérioration, tout état consomptif pouvant
aboutir aux tubercules, l'apparition de l'ongle hippocratique est une très-grande présomption en faveur de la
phthisie présente ou à venir, à la condition qu'il n'y ait
au cœur rien de notable.

Mais, en présence d'une maladie reconnue, l'ongle
hippocratique changera pour nous de signification : il
ne sera qu'un signe très-grave. Il ne prouvera pas que la
maladie actuelle est tuberculeuse, mais qu'elle a produit
une détérioration lente; or, ce dernier état est bien
rarement suivi d'un retour à la santé.

En revanche, on peut conserver quelque espoir, tant
que, dans une maladie lente et chronique, ce signe n'est
pas apparu. D'après Pigeaux, l'hippocratisme peut
quelquefois devancer de plusieurs mois, de plusieurs
années même, les signes physiques qui indiquent la présence de tubercules dans les poumons. Ceci est parfaitement conforme à notre opinion, et nous citerons comme
curieuse, sinon absolument probante, l'histoire suivante
que M. Desormaux, chirurgien de Necker, eut l'amabi-
lité de nous raconter.

Un jeune homme étant au séminaire se mit à cracher
le sang et fut déclaré tuberculeux, il en réchappa néanmoins, et pendant cinquante ans, ce religieux, qui était
d'un ordre prêcheur, abusa véritablement de la parole,
ne recula devant aucune fatigue. Un jour, il avait 72 ans,
il souffrit du bas-ventre, eut bientôt des hématuries, et le

diagnostic porté fut tubercules de la prostate. Quelques mois après, il toussait et mourait phthisique. Chose remarquable, pendant une période de 52 ans (on ne connaissait pas encore beaucoup l'auscultation), il n'offrit qu'un signe, l'ongle hippocratique.

Suivant Pigeaux, les os n'offrent rien de particulier; la présence de la pulpe des doigts, la prédominance du tissu cellulaire, lui paraissent les causes principales qui bornent cette affection à la phalangette.

Quant au mouvement apparent de bascule exécuté par l'ongle, l'explication est à peu de chose près la nôtre.

Après les intéressantes recherches de Pigeaux, est venue une note confirmative de Trousseau. (*Journal des connaissances Médico-chirurgicales de* 1834). Cet éminent maître a observé près de 100 individus phthisiques et dit : « Je n'ai pas vu mourir de la phthisie pulmonaire « un seul malade dont les doigts n'eussent pris, plus ou « moins la forme hippocratique. J'en excepte pourtant « une femme atteinte d'une phthisie galopante qui l'em- « porta en moins d'un mois.

« Parmi les tuberculeux qui avaient tous les signes dela « phthisie confirmée, 2e ou 3e degré, ou de la matité du « sommet au moins depuis trois mois, les neuf dixièmes « avaient les doigts hippocratiques. Mais cette particula- « rité ne s'observait pas chez la moitié de ceux qui n'a- « vaient que les signes de la phthisie pulmonaire.

« Chez un tuberculeux, la forme hippocratique des « doigts est d'autant plus prononcée, que la maladie « tuberculeuse existe depuis plus longtemps.

« Ce signe diagnostique m'a plusieurs fois fait recon- « naître la cause tuberculeuse de pleurésies, de péritonites « et diarrhées chroniques ; et il m'est souvent arrivé de

« présager une terminaison fatale dans ces maladies
« lorsque les doigts sont déformés, bien qu'elles ne
« s'accompagnent d'aucun sysmptôme alarmant ;
« tandis que je conservais un espoir qui rarement était
« frustré, lorsque, avec des symptômes beaucoup plus
« sérieux, les malades n'avaient pas la main hippocratique. »

Ces conclusions sont trop conformes aux nôtres pour
qu'ils soit besoin d'y insister. Cependant nous dirons
qu'ils ne faut pas conclure du phénomène à la nature
tuberculeuse de la maladie, mais simplement à la cachexie, laquelle peut dépendre de la tuberculose, ou
aboutir à cette maladie. Passons maintenant aux recherches de .M. Vernois. (*Archives générales de médecine*,
1839 T. 6).

Sur 276 individus examinés avec soin, 188 avaient des
ongles normaux et 88 des ongles recourbés.

Sur les 88 ongles hippocratiques, il n'y a que 36
phthisies pulmonaires ; c'est-à-dire 2 phthisiques sur
5 hippocratiques (cela m'étonne beaucoup, il y a certainement plus de tuberculeux que ne semble l'indiquer
cette proportion. Il est vrai que M. Vernois ne prend ses
phthisiques qu'au 2e et 3e degrés, et peut-être a-t-il
rangé les autres parmi les scrofuleux).

Dans ce qui reste des 88 hippocratiques, c'est-à-dire
88 — 36 = 52, il y aurait 32 scrofuleux et 10 affections
tuberculeuses diverses, en tout 70 tuberculoses et scrofules sur les 88 hippocratiques. D'autre part, chez les
188 individus à doigts non hippocratiques, il y avait
8 tuberculoses pulmonaires et 23 scrofules.

Nous voyons que sur les 88 hippocratiques, il doit rester
18 cas en dehors de la scrofule et du tubercule ; ils ré-

pondent à des affections chroniques à marche lente, épuisante, dont 4 pour la chlorose seule.

Nous voyons ici apparaître la chlorose ; je n'en ai pas dans mes notes, c'est-à-dire que j'ai rencontré un certain nombre de chlorotiques, mais pas avec l'ongle recourbé.

Le travail de M. Vernois a été fait avec un très-grand soin ; ainsi l'auteur a recherché l'influence du sexe, de l'âge, etc., de la maigreur qui n'a pas grande relation avec la production du phénomène ; du reste M. Pigeaux, sur 167 cas de phthisie avec hippocratisme, en a rencontré 20 avec embonpoint marqué.

Que prouvent tous ces faits ?

Nous voyons un phénomène, lent et progressif, se développer : l'ongle devient hippocratique. Ce fait a lieu dans des maladies à évolution lente, tuberculeuses ou non. On le rencontre dans les affections cardiaques, les emphysèmes, la chlorose (Vernois), dans la débilité qui précède l'apparition de la tuberculose, je l'ai observé dans des suppurations lentes, le mal de Bright, le cancer, les affections chroniques de l'utérus, la cachexie palustre, etc.

En retour, il n'a pas lieu dans les maladies aiguës, même la phthisie galopante, à moins qu'il ne l'ait précédée. Il y a certes là plus que des coïncidences.

Attribuerons-nous, avec Pigeaux, le phénomène à la gêne circulatoire et respiratoire, ce qui répond aux maladies thoraciques, lesquelles sont les plus nombreuses parmi les affections de longue durée ; mais il reste toujours un nombre d'affections chroniques dans lesquelles il n'y a aucun symptôme thoracique. Ce désaccord n'a rien de surprenant, car, après tout, la gêne de l'héma-

tose n'est qu'un des procédés de la détérioration générale, et celle-ci peut venir de diverses voies.

Une détérioration lente et graduelle aboutit à un état
particulier appelé cachexie ; en même temps s'accentue
le recourbement hippocratique ; voilà pourquoi, dans
l'immense majorité des cas, l'hippocratisme est un signe
de cachexie.

Est-ce à dire que ce signe soit la preuve d'une terminaison fatale ? Non, et j'ai vu notamment deux pleurésies purulentes avec empyème, dont le début remontait
à un et deux ans ; l'ongle hippocratique était des plus
accentués et toutes deux sont en voie de guérison. Les
malades reprennent beaucoup depuis deux à trois mois ;
l'un d'eux, assurément guéri, offre une particularité
dans son hippocratisme actuel : vu de profil, c'est le
type 40, mais de face la courbure transversale répond
à l'arc 2 ; l'hippocratisme diminue probablement, car
nous savons que régulièrement l'arc y est très-exagéré.

Tout dépendra de la possibilité de faire cesser la cause
de misère physiologique. Or, cela est très-rare, et l'ongle hippocratique doit rester un signe extrêmement fâ-
cheux.

Lorsque tous les tissus de l'économie sont dans le
marasme, comment se fait-il que l'ongle se développe
davantage, et que le tissu qui le produit se vascularise et
s'hypertrophie ? D'abord, l'ongle n'est qu'une forme, une
distribution particulière, de l'épiderme ; mais n'est-ce
pas le propre des épithéliums de vivre en parasites sur
leur surface d'implantation ? Ils se forment, non de la
qualité, mais de la quantité du plasma fourni par le support.

L'hypertrophie de la matrice unguéale, quelle qu'en

soit la cause, détermine l'apport d'une plus grande quantité de plasma; il en résulte une formation plus active de
cellules épidermiques et d'après ce que nous avons dit
(chap. III), relativement à l'exagération des arcs, il y a
augmentation de la courbure transversale. Un mécanisme analogue augmentera la courbure ou incurvation
longitudinale, à cause de la distribution particulière de
l'hypertrophie hippocratique de la matrice qui prédomine au milieu de sa longueur. Ces effets d'augmentation de courbure seront d'autant plus faciles, que,
somme toute, l'ongle hippocratique reste comme épaisseur au-dessous de la moyenne ; il présentera moins de
résistance au mouvement de courbure.

Si le plasma est plus abondant, il est en même temps
plus pauvre en matériaux albuminoïdes; la production
parasitaire est plus active, mais le produit n'offre plus la
même qualité de résistance. M. Charles (1834, thèse
262) avait mentionné la diminution de consistance ; de
mon côté j'ai constaté une porosité particulière, car mis
dans l'alcool, les ongles hippocratiques se sont gonflés
beaucoup plus que les autres.

La croissance rapide du produit épidermique étant
due à l'hypertrophie de la matrice, elle sera d'autant
plus active pour l'endroit où la matrice offrira son
maximum d'épaisseur, c'est-à-dire vers le milieu de la
longueur totale (Voyez fig. 5 et 6). Nous allons étudier
ce fait plus loin. Nous avons dit que, jusqu'à un certain
point toutefois, l'ongle se formait d'après la quantité et
non la qualité du plasma unguigène. Mais, lorsque la
misère physiologique sera poussée trop loin, quand les
matériaux albuminoïdes tomberont au minimum ou
qu'ils seront retenus par un centre d'élaboration plus

actif (grossesse, suppurations, fractures, pertes colliquatives), la formation de l'ongle se ralentira.

La précaution que nous avons prise de laisser quelque temps dans l'alcool les doigts dont nous voulions étudier la matrice a permis d'éliminer ce qui n'aurait n'aurait été qu'infiltration et de garder seul le vrai tissu.

Dans ces conditions, la matrice prend une couleur rougeâtre qui tranche nettement sur le reste et augmente au contact de l'air.

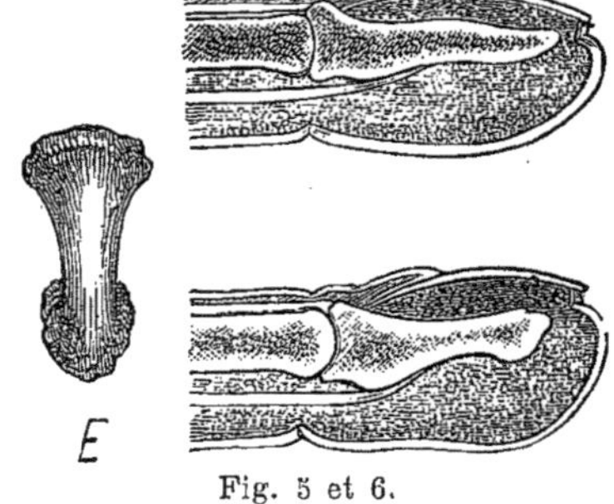

Fig. 5 et 6.

Les coupes que nous avons figurées , le modèle sous les yeux, font voir très-nettement la distribution de l'hypertrophie. La fig. 4 est un doigt rachitique, mais dont l'ongle est normal, les deux autres représentent des doigts hippocratiques; la fig. 5 vient d'un cardiaque, et la fig. 6 provient d'un tuberculeux ; dans cette dernière il s'ajoute du rachitisme.

Les matrices étant préparées comme nous l'avons dit, l'épaisseur en a été prise avec soin, au point culminant, c'est-à-dire vers le milieu de la longueur. Les chiffres ont varié de 1 à 3 millimètres : les chiffres les plus bas 1,1 et 1,2 appartiennent à des femmes, l'une morte en couche, l'autre d'un cancer utérin; les chiffres les plus élevés, de 2 à 3 millimètres correspondent à des doigts hippocratiques (phymie et cœur).

Les épaisseurs prises sur les ongles au même niveau nous donnent une moyenne de 59 pour les hippocratiques et 39 pour les autres, ces chiffres représentent des centièmes de millimètre. Si maintenant, nous prenons cette épaisseur au bord libre de l'ongle, nous trouvons 52 pour les hippocratiques et 39 pour les autres.

En d'autres termes, les ongles hippocratiques ont 59 au milieu et 52 à l'extrémité; les non-hippocratiques ont 39 et 39.

D'après cela, il semblerait que l'ongle hippocratique est plus épais ; ce n'est qu'un effet de macération, dû à leur porosité; en tous cas, reste toujours ce fait : qu'ils sont plus minces en général au bord libre qu'au milieu de leur longueur.

Comment interpréter cela ? On ne peut invoquer l'usure, car alors on devrait trouver la même chose, plus exagérée encore, dans les autres ongles, les malades n'étant pas confinés à l'hôpital ou au lit depuis plusieurs mois, comme le sont les porteurs de doigts hippocratiques.

Il y a donc un autre motif, et il suffit de regarder les figures 5 et 6 pour le comprendre. Dans l'hippocratisme, la matrice s'épaissit au milieu plus rapidement que vers ses extrémités ; la production sera donc plus active en ce point médian.

Mais dira-t-on, l'ongle s'allonge, il doit s'épaissir en avançant vers le bord libre, par l'addition de nouvelles couches. Sans doute, cela se passe ainsi; mais les épaisseurs prises ne sont pas contemporaines : la ligne qui fait le bord libre actuellement était, il y a deux mois au milieu de la matrice, à sa partie la plus saillante elle nous représente, par son épaisseur, le degré d'activité que possédait à cette époque le milieu de la matrice.

La portion d'ongle, qui forme à présent le sommet de
'arc, arrivera dans deux mois à être le bord libre, qui ne
sera plus 59, comme en ce moment, mais probablement
62 ou 63 par l'addition des nouvelles couches qu'il rece-
vra dans son trajet. Si maintenant, l'hypertrophie de la
matrice et de l'ongle en leur milieu continue, dans deux
autres mois le bord libre sera encore plus épais, 66 ou 68
par exemple, mais toujours il sera plus mince qu'au
sommet de l'arc, *tant que l'hippocratisme sera en voie d'accroissement.* Et cela n'a pas lieu à cause de l'hypertrophie de la matrice unguéale, mais à cause de la répartition locale de cet *accroissement plus rapide au niveau de la
portion médiane.*

Mais, lorsque la dénutrition générale va devenir extrême, quand le cheveu lui-même va se dessécher et
tomber, quand la colliquation va apparaître, l'ongle ces-
sera de s'hypertrophier, faute d'aliment ; le point culminant de l'arc longitudinal va diminuer d'épaisseur, et
comme la portion déjà produite continue de cheminer,
il se trouvera qu'après deux mois le bord libre sera plus
épais que le sommet de l'arc.

Voici par exemple deux ongles hippocratiques prépa-
rés à l'alcool, l'un est encore en voie d'accroissement, il
a 47 d'épaisseur au milieu, 40 à l'extrémité, et la matrice
atteint le chiffre énorme de 3 millimètres d'épaisseur en
son milieu. L'autre est sous l'influence de la colliquation, il a cessé de s'accroître, il n'a plus que 70 au milieu
tandis que le bord libre a 74 ; mais alors l'organe sécré-
tant, la matrice, a dû diminuer, en effet, elle est déjà
tombée à 2 millimètres.

Dans mes tableaux je vois la matrice diminuer encore
plus rapidement que l'épaisseur de l'ongle ; il arrive donc

un moment où le tissu qui la constitue ne reste plus à l'abri de la résorption.

Prenons un exemple :

Dans le type 34 est le jeune homme de 19 ans, maçon, qui entra dans le service de M. Laboulbène, il y a trois mois, avec une affection assez aiguë du sommet.

Lorsque je le vis pour la première fois, il toussait depuis six mois, et, malgré une certaine apparence, disait avoir beaucoup maigri. L'ongle avait 40 d'épaisseur (au bord libre).

L'émaciation devient dès lors très-rapide et cependant, un mois plus tard, l'ongle avait 44. Enfin deux mois après cette seconde visite, le malade présentait le dernier degré de la phthisie et la succussion hippocratique ; malgré cela, l'ongle n'avait pas diminué, il avait 45.

L'histoire de la maladie, lue au bord libre, retardait de six semaines ou deux mois ; au moment de l'émaciation extrême où le malade était tombé, je n'observais que l'effet de l'hippocratisme sur ce qui répondait autrefois à la partie moyenne de la matrice, c'est-à-dire lorsque le phénomène était encore dans sa période de croissance. Néanmoins, nous touchions à la fin de cette période ; car, si dans le premier mois d'observation, nous avions trouvé 4 d'augmentation, dans les deux mois suivants il n'y en avait plus que 1 ou peut-être rien. En tout cas, à partir d'à présent, si ce malheureux ne succombe bientôt, l'ongle sera trouvé plus mince.

Nous avons dit que l'ongle hippocratique était comme épaisseur un peu au-dessous de la moyenne, et cela aussi bien chez les hommes que chez les femmes.

D'autre part l'hippocratisme, en exagérant la production de l'ongle, en augmente également l'épaisseur, et sans atteindre le niveau moyen. Un mot d'explication est nécessaire :

L'ongle augmente d'épaisseur comparativement à ce qu'il était avant ; l'hippocratisme s'en est emparé du fait de la déchéance générale dont il avait souffert, comme tout le reste. Puis il est une autre raison, et pour cela reportons-nous à la comparaison faite (fig. 1) de l'ongle avec un cheveu ambulant. Si notre cheveu, au lieu de parcourir son chemin en six mois, le fait en trois mois, il sera à la fin de sa course moitié moins grand. C'est absolument ce qui se passe dans l'ongle : en même temps qu'il tend à s'épaissir, il marche ; il s'offre à lui plus de nourriture, mais comme il marche plus vite, il n'en prend pas davantage. Il n'est pas plus épais dans l'hippocratisme, parce qu'il pousse plus vite, de sorte que les effets principaux restent bornés aux exagérations de courbure, résultant, non de l'épaississement, mais de l'activité de production (voir aux arcs, page 18 et suivantes).

A mesure que l'hippocratisme se prononce, un phénomène nouveau apparaît.

Nous savons que la lunule est cette partie du derme sous-unguéal, moins vasculaire, plus mince et plus pâle que le reste ; elle occupe environ le tiers supérieur de la longueur totale de l'ongle.

Viene l'hippocratisme, vienne l'hypertrophie de la matrice unguéale, la vascularisation augmente par dilatation veineuse, la lunule elle-même est envahie, et, par son augmentation d'épaisseur, tend à se mettre de niveau avec le reste. Elle perd donc ses caractères propres, devient de plus en plus diffuse et finit par disparaître; cette disparition est d'autant plus rapide que, le sujet étant anémié, la lunule tranche déjà moins sur la pâleur du reste.

La lunule disparaît donc aux doigts qui la présentaient, et comme chez les rachitiques, il n'y a guère que le pouce qui en soit pourvu, il en résulte que, à moins d'ongles très-courts, très-rachitiques, *la disparition de la lunule au pouce est un signe presque certain de cachexie* et l'annonce de l'hippocratisme si, par une disposition individuelle, il n'est pas encore sensible. La valeur de ce symptôme est d'autant plus grande que, suivant Pigeaux, c'est au pouce et à l'index que généralement l'hippocratisme débute.

A côté de la disparition de la lunule, il est un fait moins sensible, mais positif, c'est la présence de rayures longitudinales très-uniformes, qui sont dues à l'hypertrophie des papilles du derme. Ces rayures longitudinales pouvant exister, irrégulièrement distribuées il est vrai, dans d'autres cas, notamment dans l'herpétisme, leur valeur diagnostique est bien moins nette que la disparition constatée de la lunule.

Dans les divers auteurs que j'ai cités, il n'est point question de la lunule; c'est à peine si, dans une observation de M. Vulpian, rapportée par M. Ancel, je vois, dans un cas de cyanose avec hippocratisme, que la lunule n'était plus distincte, mais aussi violette que le reste. Cependant j'ai tout lieu de croire que le vulgaire a une notion vague du phénomène, car, lorsque je demandais aux sujets s'ils avaient eu des lunules aux doigts, plusieurs me dirent : « Est-il vrai que le croissant soit signe de bonne santé? » Cette idée vague repose sur des faits positifs, car, dans l'hippocratisme elle s'efface, et dans le rachitisme elle est cachée pour les doigts médians tout au moins, et nous savons que beaucoup de rachitiques sont scrofuleux.

Nous avons déjà mentionné l'augmentation de l'arc transversal. Quant à l'incurvation longitudinale, elle est sujette à de grandes variations suivant la forme primitive du doigt.

D'abord, le bord libre est repoussé en bas dans l'hippocratisme ; il dépasse généralement l'os, comme le montrent les figures 5 et 6. Nous rappelons que le bord libre est l'endroit où l'ongle cesse d'être adhérent au doigt, et nous ne tenons aucun compte de la portion de cette lame qui ne tient plus à rien, et qui n'a de longueur que ce que l'usure ou les ciseaux veulent bien lui en laisser.

Si le doigt était primitivement normal, comme dans ce cas le bord libre est voisin de l'extrémité de l'os, celui-ci sera dépassé de bonne heure, et l'ongle tendra à s'incurver vers la face palmaire ; tels sont les types 41 et 42. Mais pour une phalangette rachitique (fig. 4), il faudra, en général, un hippocratisme bien plus accentué pour que cela se produise, et voici pourquoi :

La phalangette rachitique est, le plus souvent, assez creuse par son bord dorsal (vue de profil), de sorte que la racine de l'ongle semble, dans ce que l'on en voit, plus enfoncée dans la chair, plus déprimée que le bord libre ; celui-ci, au contraire, semble regarder en l'air. L'hippocratisme aura donc plus à faire avant que la racine de l'ongle paraisse soulevée ; aussi, dans ce cas, passe-t-il assez longtemps inaperçu. Le phénomène restera longtemps borné à des formes très-légères, moins accentuées encore que les types 31 et 33, où l'on voit

nettement le mélange des deux effets : rachitisme et hippocratisme.

Si cette lenteur apparente du mouvement de bascule
tient à l'incurvation de l'os rachitique, dont la pointe se
relève, nous comprendrons très-bien pourquoi, dans les
types 28 et 30, la pointe de l'ongle, malgré un hippocratisme évident, reste sur un plan supérieur à celui de
sa racine. '

A l'ongle, tel que nous le considérons d'habitude, ajou-
tons la partie non adhérente, celle que l'on coupe avec
les ciseaux ; comme elle conserve la courbure longitudinale, l'ensemble formera comme une griffe : *griffe hippocratique.*

Théorie du doigt hippocratique. — Par quel mécanisme,
pour quelles causes, l'ongle et sa matrice prennent-ils la
forme hippocratique ?

La solution du problème n'est pas sans difficulté.

En raison de l'état pathologique très-varié où je ren-
contrais le phénomène, en raison de la détérioration plus
ou moins marquée que présentaient les sujets, et qui
depuis m'a fait dénommer *cachectique* l'ongle hippocratique, voici ce que j'étais disposé à croire :

La misère physiologique prolongée détermine une
modification spéciale du plasma sanguin favorable à l'hypertrophie de l'épithélium-ongle ; l'hypertrophie de la
matrice ne serait plus qu'une hypertrophie fonctionnelle.

Je répondais de cette manière à tous les faits où la
gêne circulatoire et respiratoire, signalée par Pigeaux,
n'était pas admissible.

Ce raisonnement est ébranlé par deux faits : d'abord
l'épaisseur moyenne de l'ongle hippocratique n'atteint

pas la moyenne ordinaire ; puis l'hypertrophie de la matrice est prédominante à sa partie moyenne, pour de là s'étendre en tous sens, faisant notamment disparaître la lunule.

Si l'ongle hippocratique n'offre pas plus d'épaisseur que les autres, l'idée d'un plasma particulièrement favorable à sa production est fausse, car bien que dans ce cas il pousserait plus vite, la longue surface sur laquelle il glisse lui fournirait des matériaux bien assez abondants pour augmenter l'épaisseur. D'autre part, dans un grand nombre de cachexies évidentes, sans hippocratisme, je trouvai constamment une diminution d'épaisseur ; donc, la cachexie n'est pas favorable à la production de l'ongle, et l'hypertrophie de la matrice n'est pas fonctionnelle.

Si l'idée de cachexie est fausse comme influence directe, elle n'en est pas moins légitime comme cause médiate, ainsi que nous le verrons tout à l'heure.

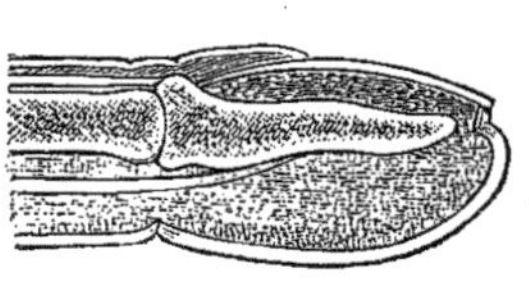

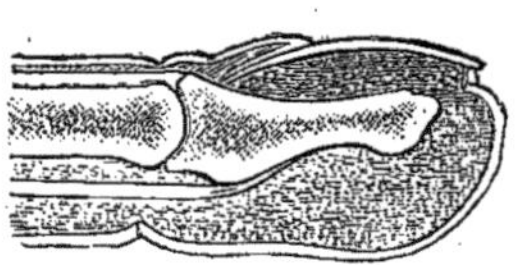

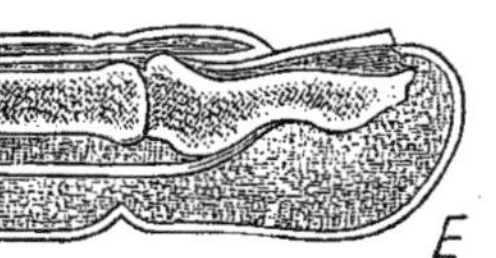

Fig. 7, 8 et 9.

Dans l'hypertrophie hippocratique de la matrice, la répartition n'est pas égale ; donc elle n'est point fonctionnelle, comme dans la sudorèse et les professions dures. Nous la voyons dans ces cas être également répartie proportionnellement à son épaisseur normale, elle change d'épaisseur, mais non de forme ; la partie moyenne restant, comme dans la figure 9, plus mince que l'extrémité inférieure, tandis que dans l'hippocratisme c'est l'inverse qui a lieu (voyez figures 7, 8 et 9).

Pigeaux attribue au développement fusiforme de l'extrémité des doigts le refoulement excentrique de la matrice et surtout de la racine de l'ongle, fait qu'il aurait observé en l'absence même de la lame cornée.

Ce développement fusiforme n'est pas une explication ; c'est l'expression de l'apparence extérieure du doigt ; en tout cas, cet observateur n'a point signalé l'hypertrophie du tissu matriciel, si facilement mis en lumière par les macérations dans l'alcool.

Pour nous, le développement fusiforme des doigts est le résultat de l'hypertrophie particulière de la matrice sous-ungéale ; le changement de forme et de dimensions de l'ongle en est la conséquence. Le bord libre se rapproche de plus en plus de l'extrémité du doigt et très-souvent la dépasse. Celle-ci doit donc forcément changer de forme : que l'on compare les deux figures 8 et 9, il n'est pas besoin d'explications pour comprendre que tout provient des modifications de l'ongle et de sa matrice.

Cela est si vrai que journellement on trouve des doigts hippocratiques dont la face palmaire est ridée, affaissée, tandis que le dos du doigt est parfaitement typique. En pareille circonstance, j'ai dû plusieurs fois reconstituer par l'imagination la pulpe probable qui devait correspondre au dos de ces doigts flétris.

En général, à part le changement de forme, la pulpe du doigt reste pleine, ce qui lui donne une apparence replète en contraste avec la maigreur du reste. Ici, deux cas peuvent se présenter : le moins fréquent est l'infiltration des membres, dans les affections cardiaques et les dernières périodes de la phthisie.

Dans le second, il n'y a pas d'infiltration, pas d'œdème, et néanmoins la pulpe du doigt reste longtemps pleine.

Ce dernier fait est facile à comprendre, il dépend de la même cause, la dégénérescence circulatoire, qui favorise l'hypertrophie variqueuse de la matrice ungéale : vu son éloignement du centre affaibli de la circulation, la pulpe des doigts et des orteils est la dernière partie qui puisse subir la résorption et l'amaigrissement.

Nous rappellerons une dernière fois qu'il faut éloigner toute idée d'œdème, d'infiltration comme cause de l'hippocratisme; car, s'il est une circonstance où cela dut avoir lieu, c'est dans l'asystolie; et j'ai observé pendant quatre ou cinq mois des asystoliques, chez qui il fut impossible de saisir le moindre hippocratisme.

Les tentatives d'explications restant jusqu'à présent tout à fait insuffisantes, nous proposerons une explication basée sur l'étude des faits et les données les plus nettes de la physiologie.

Théorie de la déchéance vasculaire. — Quand un sujet maigrit ses tissus diminuent; s'il se cachectise ou subit une détérioration lente, ses tissus dégénèrent.

Dans tout état de souffrance, de misère générale, les éléments histologiques souffrent d'autant plus que normalement ils avaient des fonctions plus actives : les muscles, le cœur, la fibre musculaire lisse des organes et des vaisseaux seront donc relativement les plus atteints; ceux de ces éléments qui, outre une réparation insuffisante, seront appelés à un fonctionnement moindre, subiront les premiers la dégénérescence et la résorption, d'après ces lois élémentaires, que tout élément qui ne fonctionne pas meurt, et qu'il sera d'autant moins apte à fonctionner qu'il jeûnera davantage.

Les veines sont, comme les artères pourvues d'éléments lisses pouvant réagir, dans une certaine limite, contre la pression interne qu'elles supportent, et proportionnellement à cette pression; elles accélèrent ainsi la progression en retour.

Les veinules sont moins contractiles que les artérioles, parce qu'elles ne reçoivent pas aussi directement le choc excitateur dû à l'impulsion cardiaque, l'élément contractile y est aussi moins abondant.

Le marasme, la misère prolongée, atteint le cœur comme les autres tissus, comme les éléments actifs des artérioles et des veinules. La tension excitatrice n'est plus transmise aussi loin, non par résistance ou par obstacle, mais par faiblesse du moteur. La fibre lisse des vaisseaux est de moins en moins appelée à la gymnastique réactionnelle qui en maintenait l'existence; en même temps elle est moins apte à remplir sa fonction, du fait de l'hyponutrition générale. A un moment elle finit par dégénérer et disparaître.

Dès lors, le vaisseau subit une transformation de texture; ce n'est plus un propulseur sanguin, c'est un tube inerte dont les parois (devenues de simples organes de contention) se laissent dilater, tout en s'hypertrophiant du fait de leur nouvelle fonction d'inertie. Nous n'assistons plus à une dilatation par encombrement, comme dans l'asystolie, mais à un défaut de consistance, suite de la dégénérescence de l'élément contractile.

Au marasme proprement dit, il faut, cela va sans dire, ajouter la déchéance nerveuse qui résulte elle-même de la misère générale ; elle ajoute son effet, et dans le même sens.

Maintenant, quels sont les vaisseaux qui, les premiers. doivent subir la dégénérescence marastique ?

Ceux qui répondent à la circulation en retour, d'une manière générale, les veines ; parce que leur situation les met plus en dehors de la tension excitatrice due à l'impulsion cardiaque ; celle-ci est déjà moins efficacement transmise, car la misère a touché la fibre lisse des artérioles qui réagissaient sous cette impulsion.

De préférence les veinules, parce qu'elles répondent au point où la circulation veineuse est la plus lente. Enfin, et avant tout le reste, les veinules des extrémités (doigts et orteils) parce que ce sont les plus éloignées du centre de l'impulsion circulatoire. Elles éprouvent donc plus que, et avant toutes les autres, les deux influences génératrices de la déchéance vasculaire :

1° Diminution de la tension (transformée en vitesse) de l'ondée sanguine, qui en provoquait le fonctionnement réactionnel ;

2° Réparation moindre par des vasa vasorum situés loin du cœur.

Les veinules excentriques, présentant au maximum l'absence de provocation réactionnelle et l'inaptitude à la réaction, seront atteintes plus et avant tout le reste de dégénérescence et de transformation de texture. Nous admettons donc pour la matrice unguéale une hypertrophie variqueuse, presque caverneuse du réseau veineux qui la parcourt.

Mais, pourquoi le milieu du derme sous-unguéal devient-il plus épais que le reste, et n'est-ce pas plutôt l'extrémité inférieure qui est déjà plus épaisse naturellement ?

Il y a une disposition locale que nous allons démontrer bientôt. En outre, du moment que dans l'hippocratisme l'ongle s'allonge et s'incurve, il presse sur l'extrémité inférieure du derme sous-unguéal, en même temps qu'il l'entraîne; dès lors, le développement de cette portion n'a forcément lieu qu'en longueur.

A l'autre extrémité, vers la lunule, le derme était très-mince et très-peu vasculaire; il s'épaissit maintenant et se vascularise, en allant de bas en haut, où il reste toujours plus mince.

Voyons pour le milieu s'il n'y a pas une disposition particulière qui en fera le point culminant de l'hypertrophie. Et pour cela faisons quelques expériences fort simples.

1° Soulevez le bord libre de l'ongle; à la plus légère pression, l'autre extrémité pâlit. C'est précisément le mouvement inverse qui a lieu dans l'hippocratisme; mais on ne peut l'opérer sur le vivant, et sur le cadavre il n'y a plus de circulation.

Comme nous l'avons observé dans nos autopsies, bien que l'ongle hippocratique ne dépasse pas la normale en épaisseur, c'est à la partie moyenne que sa production par la matrice hypertrophiée est le plus active; il tendra par cela même à s'incurver, à se recourber dans le sens longitudinal, permettant au tissu sous-jacent de s'hypertrophier encore plus, tandis que, au contraire, comme dans l'expérience ci-dessus, le bord libre viendra presser sur l'extrémité inférieure de la matrice et en limitera le développement vasculaire.

2° Qu'entre le pouce et l'index vous pressiez latéralement, et aussi également que possible, chacun des doigts de l'autre main, vous observez un autre fait : l'ongle se décolore, excepté vers sa partie centrale qui, au contraire, semble se colorer davantage; mais ce qu'il y a de plus remarquable, c'est que la portion colorée, tout en restant limitée supérieurement par la lunule, descend bien moins bas sur les trois premiers doigts que sur l'annulaire et le petit doigt.

Outre l'effet favorable de l'incurvation transversale, cette expérience démontre que c'est au voisinage de la lunule que, normalement, la vascularisation du derme sous-unguéal est dominante, ce qui rend compte, ainsi que nous allons le voir, du fait mentionné par Pigeaux : l'hippocratisme débute en général par le pouce et l'index, puis le médius.

On peut varier l'expérience de la manière suivante : la main étant à demi-fermée, les ongles sont uniformément colorés ; redressez les doigts, et vous retrouvez le même phénomène. On peut agir d'autres façons encore, et toujours on arrive à conclure que la vascularisation du derme sous-unguéal est beaucoup plus limitée au voisinage de la lunule pour les trois premiers doigts, et à peu près en ordre décroissant. Quant aux deux derniers, ils restent uniformément colorés dans toutes ces expériences : l'hippocratisme y sera plus tardif et moins net, car ce qui le produit n'est pas l'hypertrophie générale du derme sous-unguéal, comme dans la sudorèse et les hypertrophies fonctionnelles, mais le développement variqueux d'un riche réseau veineux qui commence et prédomine au niveau du bord inférieur de la lunule. Voilà la disposition locale que nous annoncions plus haut et qu'on vérifie très-nettement sur un grand nombre de sujets. Voilà pourquoi l'hypertrophie cachectique ou hippocratique débute et prédomine vers le milieu de la longueur totale de la matrice unguéale. Il se forme là une sorte de cavernisation du réseau veineux qui envahit rapidement la lunule, la repousse en haut, tout en la rendant de plus en plus diffuse, jusqu'à ce qu'elle disparaisse pour faire place à l'épaississement du derme qui lui correspondait (voyez fig. 7, 8 et 9).

D'après ces coupes, nous comprenons que le phénomène sera plus tardivement sensible dans la phalangette 8 à cause de l'incurvation de l'os ; l'hypertrophie du derme sous-unguéal devra déjà combler une partie de cette dépression dorsale. Il est vrai qu'une fois évident, l'hippocratisme s'accentuera rapidement, car l'ongle et le doigt étant plus courts, le mouvement de bascule sera bien plus apparent que dans la phalangette 7.

Il est un fait d'observation : c'est la lenteur avec laquelle le phénomène apparaît et la rapidité relative avec laquelle il s'accentue. En même temps que le centre de la matrice s'hypertrophie, l'ongle, plus activement sécrété en son milieu, s'incurve, facilitant ainsi l'épaississement du tissu sous-jacent au sommet de l'arc longitudinal; les deux effets s'ajoutent et se favorisent mutuellement. Il faut, du reste, reconnaître que sans la prédominance de sécrétion à la partie moyenne, fait démontré par nos mensurations nécropsiques, il eût été impossible de comprendre le phénomène incurvation d'une partie aussi consistante que l'ongle.

Nous n'insisterons pas sur l'exagération de l'arc transversal; elle résulte du même excès de production et suivant le mécanisme exposé au chapitre III. Cette exagétion de la courbure transversale est très-accentuée dans l'hippocratisme, et, si elle coïncide avec un ongle court, celui-ci prend comme résultante la forme hémisphérique. Tel est, exemple, le type 40. par

On se demandera peut-être pourquoi l'hypertrophie variqueuse de la matrice unguéale peut donner lieu à une suractivité de production. Nous rentrons ici dans la sécrétion par stase : on l'observe sur tout autre point de l'économie et, par exemple, sur les muqueuses à hyper-sécrétion chronique ; la production épithéliale y est abondante, et pourtant les tissus sous-jacents sont atones, les veinules sont devenues fortement variqueuses.

Que demandent les épithéliums pour se produire ? Du plasma, d'où qu'il vienne. Ils ne participent pas aux échanges nutritifs ; ils se forment, voilà tout leur rôle actif, et cela d'autant plus rapidement, que le liquide plastique, d'origine artérielle ou veineuse, baigne plus abondamment la surface qui leur donne naissance.

En résumé, le doigt hippocratique est déterminé :

Comme circonstance, par la déchéance organique et fonctionnelle de l'appareil circulatoire, résultant de toute détérioration lente ;

Comme localisation, aux doigts et aux orteils, à cause de leur situation excentrique d'abord, puis en vertu d'une disposition spéciale du vaisseau sous-jacent à l'ongle ;

Comme forme, par la prédominance de l'hypertrophie matricielle à sa partie moyenne, ayant son point de départ dans une disposition normale, puis par la forme incurvée que prend l'ongle, les deux conditions se favorisant l'une l'autre.

L'hippocratisme est favorisé :

Par toute exagération de la disposition locale ;

Par toute gêne circulatoire à la périphérie, quel qu'en soit le point de départ, cardiaque ou pulmonaire.

Le phénomène n'apparaîtra pas, malgré une misère physiologique profonde, si la durée manque (phthisie galopante, fièvre typhoïde, etc.), parce qu'il est le résultat d'une transformation de tissu, laquelle se produit lentement et après que déjà les conditions qui la déterminent auront eu le temps de se réaliser ;

S'il n'y a que marasme et non détérioration lente ;

Si la disposition du réseau veineux sous-unguéal est défavorable ; par exemple, si la particularité mentionnée pour les trois premiers doigts est peu saillante.

Il sera dissimulé dans sa période initiale par le rachitisme, quand l'os est concave, longitudinalement, à sa face dorsale.

Il sera retardé, si, malgré un état général favorable à sa production, l'énergie cardiaque, variable suivant les individus, reste suffisante pour provoquer la persistance de contraction des petits vaisseaux. Il ne faut pas omettre, dans ce cas, l'influence de la réactivité nerveuse, variable également suivant les sujets.

IX.

STATISTIQUE DE L'HIPPOCRATISME.

Nous avons interrogé et examiné 469 individus adultes au-dessous de 45 ans. Quelques exceptions ont été faites, jusqu'à 50 ans, pour des sujets dont la main était bien conservée.

Sur ces 469 sujets, il y en a 347 qui n'ont rien présenté, et 122 hippocratiques de tous degrés.

Les 122 hippocratiques sont ainsi répartis (voir le tableau) :

(Voir le tableau page suivante).

Nous trouvons, d'après cette énumération, que, sur 103 sujets tuberculeux présents ou à venir, il n'y en a que 28, soit 27 pour 100, qui n'aient pas l'ongle recourbé.

Esbach.   7

HIPPOCRATIQUES.		NON HIPPOCRATIQUES.	
Tuberculose actuelle	75	....	16
» à venir	7	....	12
Emphys. et bronch. chron..	1	dont un avec cyanose prononcée	4
Cardiaques	7	....	8
Tumeurs blanches	2	dont 1 suppurant	11
Suppurations osseuses	3	Abcès froids (non osseux)..	2
Cirrhose du foie	1	....	3
Albuminurie de Bright	2	....	1
Cancer du foie, du sacrum..	2	Cancer utérin	2
Chorée	1	....	2
Hémiplégie gauche	1	....	1
Pleurésies purulentes anciennes	2	Pleurésies simples avec ou sans menaces de tuberculose	6
Mal de Pott	2	Mal de Pott	2
Ulcère variqueux, convalescence	1	Anémies simples et chloroses	9
Affections utérines chroniques	6		
Névralgie (?)	1	Tuberculose aiguë	1
		Vomique pleurale, sorti guéri	1
Abcès péri-anal (hérédité suspecte)	1		
Phlegmon iliaque (cachexie)	1	Ulcère simple de l'estomac.	1
1re attaque de rhumatisme.	2		
Fistules multiples, urèthre. (3 ans)	1	Prostatite tuberculeuse....	2
Hypertrophie de la rate (35 centimètres)	1	Tubercules du sternum, pas de cachexie	1
Cachexie palustre	1	Affections diverses	261
	122		347

Mais si, comme M. Pigeaux, nous ne considérons que les tuberculeux offrant des signes incontestables, nous restons à 17 pour 100, c'est-à-dire, comme l'a trouvé cet observateur, environ 1/6 de non hippocratiques. Cela ne veut pas dire que ces 17 individus ne présenteront pas ultérieurement l'ongle recourbé, car Trousseau l'a constaté chez tous ceux qui sont *morts* de la phthisie pulmonaire.

Voyons maintenant les cardiaques : sur 15, la moitié ont le doigt hippocratique.

Pour les emphysémateux, nous avons 5 sujets, dont 1 seul hippocratique. Parmi les 4 qui n'ont pas l'ongle recourbé, il y en a un fort malade, complètement cyanosé.

Si l'on veut bien réfléchir que les cardiaques et les emphysémateux sont le mieux prédisposés par la gêne circulatoire au développement des veinules des extrémités, on sera bien forcé d'admettre que ce n'est pas la cause la plus efficace du phénomène unguéal, car, dans ce cas, la proportion des hippocratiques devrait être plus grande ; en revanche, personne ne niera qu'il y ait une cachexie cardiaque.

Parlerons-nous de la tuberculose au point de vue de l'anhématosie ? Mais l'hippocratisme peut en précéder de. longtemps l'apparition. Il est vrai que, s'il n'est pas apparu avant, il finit par se montrer après, à mesure que la maladie tend plus vers la cachexie.

Est-ce encore le vice de l'hématose qui a agi chez ces 32 individus hippocratiques à affections si diverses, non thoraciques ? Pas davantage ; mais toutes ou presque toutes sont des causes de détérioration et d'épuisement.

Nous le répétons encore : le doigt hippocratique est avant tout, par son apparition et son mécanisme, un signe indirect de cachexie générale ; si le mot est trop fort, mettons *misère physiologique*. Il s'observera bien plus souvent dans les affections thoraciques, par la consomption froide ou fébrile qu'elles déterminent constamment et parce qu'elles permettent, grâce à leur évolution lente, au phénomène de se produire.

C'est pourquoi, avec les observateurs distingués qui m'ont précédé dans cette voie de recherches, je considère le développement de l'hippocratisme comme très-fâcheux et (à part les affections cardiaques, qui sont fatales relativement trop tôt) comme une menace ou une présomption de tuberculose ; non qu'il y ait une relation directe entre le tubercule et le phénomène unguéal, mais parce que si le malade n'est tué par la maladie qui l'épuise, ou s'il n'en présente pas de localisée, il prépare un terrain favorable au développement du tubercule, qui est le plus commun des produits de la misère physiologique.

X.

REMARQUE ETHNOLOGIQUE.

Nous avons rencontré dans nos recherches des sujets de bien des pays. Bien qu'une statistique ethnologique n'ait de valeur qu'à la condition de porter sur un très-grand nombre d'individus, nous ferons cependant constater la coïncidence de certains signes offerts par le doigt, avec certaines races.

Nous avons catégorisé nos sujets par provinces, et pour chacune d'elles le nombre des lunules a été noté pour les types normaux et infantiles seulement, car, dans les types hippocratiques, elles disparaissent, non par la race ou le rachitisme, mais du fait de la maladie, par suite des progrès de l'envahissement hypertrophique.

En comparant à 100 individus le chiffre de lunules

rencontrées dans chaque province, nous trouvons les coefficients suivants :

71 pour 100 pour l'Artois et la Picardie ;

60 pour 100 pour chacune des suivantes : Alsace, Lorraine, Franche-Comté, Poitou et Limousin ;

50 pour 100 pour les trois provinces réunies : Lyonnais, Bourbonnais, Auvergne ; pour chacune des suivantes : Ile-de-France, Orléanais, Bretagne ;

46 pour 100 : Berry, Bourgogne et Nivernais ;

43 pour 100 : Picardie ;

Enfin, les chiffres les plus bas échoient aux sujets parisiens de seconde génération, 28 pour 100 ; à la Guienne, 33 pour 100 ; à la Normandie, 18 pour 100.

A côté de ces provinces françaises, je trouve que tous mes sujets provenant de la Savoie, de l'Allemagne, Autriche, Hollande, Suisse et Angleterre, sont pourvus de lunules, tout au moins dans les types normaux. Ces diverses nations appartiennent à la race germaine (*vagina gentium*) ; l'Angleterre elle-même, comme les Allemands le prétendent, ne serait qu'une île allemande. Elle a été en effet peuplée, en partie, par des Angles, des Saxons, et très-probablement aussi de peuples scandinaves.

Nous ne devons pas oublier que la France a subi vingt-huit invasions allemandes ; que, pendant trois cents ans, elle a nourri les Anglais, race germano - scandinave. Outre cela, il faut faire la part des petites infiltrations allemandes qui ont surtout peuplé les provinces de l'Est.

Les Franks, qui, en se mêlant aux Gaulois, devinrent les Français, n'étaient autres que des peuples germains, qui, longtemps repoussés, s'établirent définitivement avec Clovis. La Bourgogne, la Franche-Comté, la Suisse occidentale, le Lyonnais, sont également en partie d'origine germaine, par les Burgundes, qui semblent être les premiers Germains établis en Gaule sous Gondicaire, leur roi.

La Flandre, l'Artois, la Picardie, l'Ile-de-France, la Champagne, ont été en grande partie peuplées de Franks.

La Guienne, le Poitou, une partie de l'Auvergne tout au moins, furent aux mains des Anglais, de 1152 à 1453.

La Bretagne fut surtout envahie par les Kymris, frères probablement des Cimbres du Jutland. Enfin la Normandie a reçu quelques éléments scandinaves par les Northmans, qui ont dû également rayonner vers les provinces orléanaises, puisque Chartres fut un de leurs premiers centres.

On comprend que les empiètements réciproques de toutes ces races établies sur le territoire de la Gaule aient aplani les lignes de démarcation, et que, quand bien même l'origine germanique de certaines formes de doigts serait établie, une statistique serait encore peu probante, puisque partout, autour de nous, se retrouve plus ou moins l'élément germain.

Je n'hésiterai cependant pas à assigner l'origine germaine aux types épais et charnus, 1, 26 et 27, ces deux derniers étant les rachitiques du premier.

SECONDE PARTIE

Types et Observations.

Dans la première partie, nous avons mentionné, *en les condensant le plus possible*, les résultats obtenus d'un long travail. Dans la seconde partie, nous allons présenter les types auxquels nous avons pu rapporter toutes nos observations. Celles-ci sont au nombre de 481 : nous en citerons quelques-unes, à la suite de chaque type, comme exemples des faits exprimés dans la première moitié de ce mémoire (1).

Il ne faut pas oublier que nous ne parlons jamais que du *doigt médius de la main gauche.*

TYPES 1, 2 ET 3.

Ces trois types sont réguliers. Les ongles, longs, portent presque tous une lunule; elle existe 16 fois sur 17.

Ils appartiennent plus spécialement à des races venues du Nord et de la Germanie : Alsace, Lorraine, Savoie, etc.

Fort peu de marques rachitiques. *Observations notables.*

Peu d'observations intéressantes, néanmoins, comme

(1) Les observations d'accouchements ont été relatées dans la première partie, nous les passerons sous silence dans la seconde.

touchant à la loi du rhumatisme. Un scieur de long couche constamment à l'humidité ou sur la terre, ne

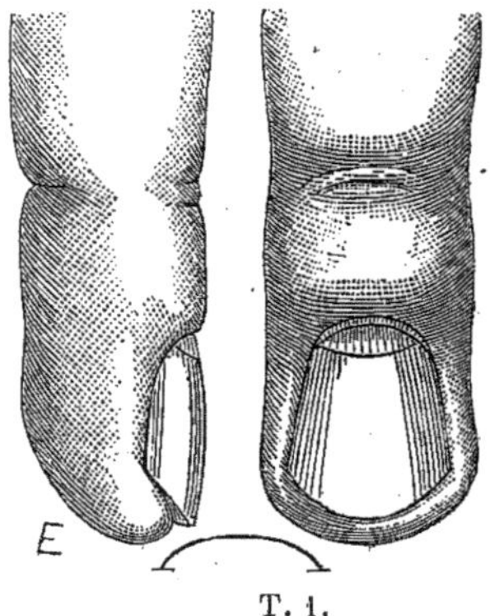

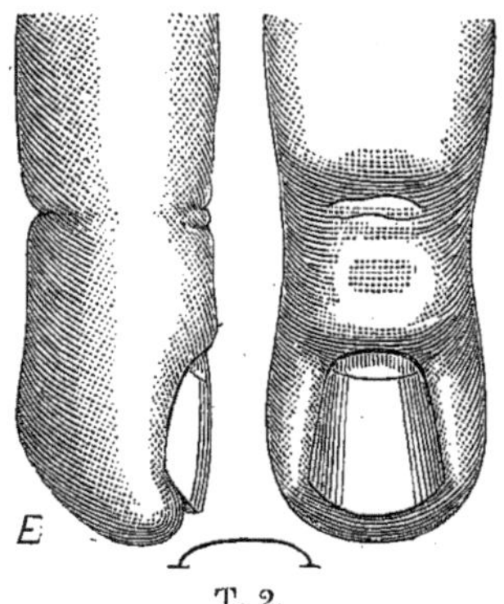

transpire pas ou du moins très-difficilement. Cependant il en est à sa seconde attaque de rhumatisme; par son excessive imprudence cet homme rachète ce qui manque du côté de la diaphorèse, pour faire dé lui un rhumatisant.

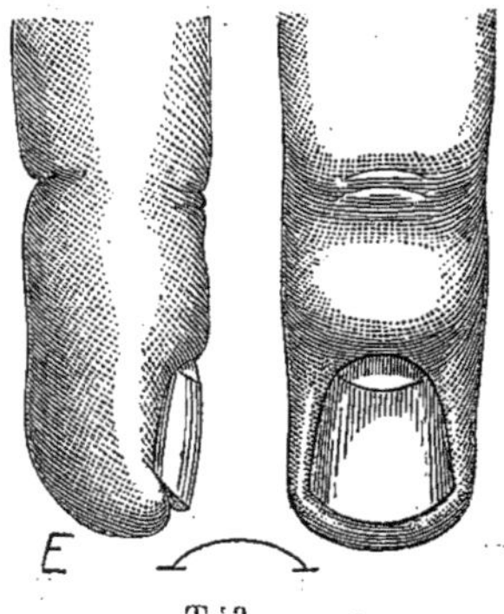

Il présente un arc sudoral très-marqué; est-ce l'influence d'une sueur habituelle, ou celle de la manifestation présente?

TYPE 4.

Ce doigt porte un ongle carré, en général long et pourvu de lunule. L'arc transversal appartient à la série B. (sudorèse forte pour toute cette série).

Les sujets de ce type transpirent très-facilement, mais aucun n'ayant d'humidité dans son hygiène, pas de rhumatisme.

Un seul est marqué de fortes déformations rachitiques

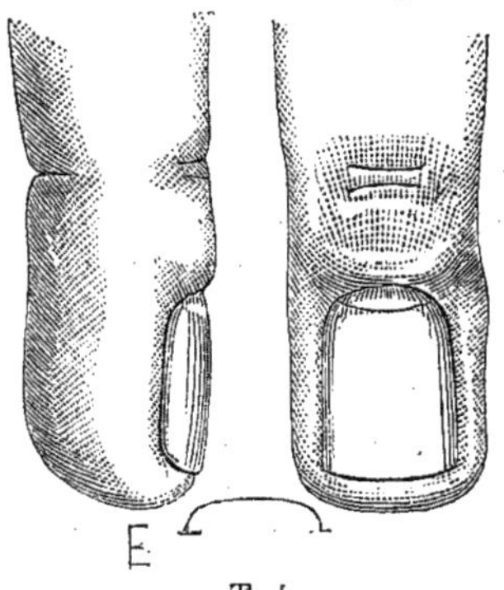

T. 4.

aux jambes, mais rien ailleurs. L'ongle est assez court relativement au type, et la phalangette n'est que passable au point de vue rachitique, ainsi $\alpha = 100$ et $\beta = 51$. C'est une femme, elle a marché assez tard, et était boulotte.

TYPE 5.

13 lunules sur 14 sujets. Ce type est remarquable par

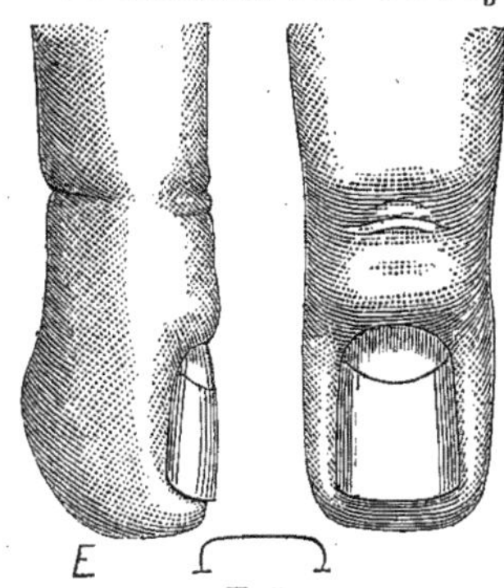

T. 5.

la forte saillie de la pulpe palmaire et l'étroitesse de sa face dorsale. Ces particularités sont dues à ce que l'arc appartient aux degrés accentués de la série B.

L'ongle, épais et fortement recroquevillé sur les côtés, comprime les chairs latéralement et les refoule vers la paume de la main. Les sujets ont presque tous une très-forte diaphorèse. La majeure partie appartient aux Vosges, à la Lorraine, à la Franche-Comté, à la Bourgogne et à l'Autriche, toutes races germaines.

OBSERVATIONS NOTABLES.

Une petite femme a des fissures aux doigts de pied (non syphilitiques), évidemment sudorales ; elle transpire beaucoup au moindre exercice ; jamais de rhumatismes, mais aussi jamais d'humidité.

Un garçon de 16 ans ; chorée, a eu un rhumatisme il y a un an ; dans mes notes j'ai d'autres chorées, mais sans rhumatismes.

Un typographe, rachitisme peu exagéré, également réparti. $\alpha = 86$, $\beta = 54$; le second rachète le premier : phalangette passable. Cet homme transpire ordinairement très-facilement ; depuis deux ans, il habite un logement humide, pas de rhumatisme ; mais, ainsi que nous l'avons exposé dans la première partie, la cirrhose dont il est atteint pourrait, suivant nous, le remplacer.

Un jeune homme de 20 ans, charretier, arc 12, transpire très-facilement ; rez-de-chaussée seulement depuis deux mois, pas encore de rhumatismes, mais, patience ! L'ongle est très-épais, 50, profession rude et sudorèse.

Un employé d'octroi, manières et idées d'hystérique. Rien aux bras, mais rachitisme marqué des jambes. $\alpha = 81$ et $\beta = 54$; le second chiffre rachète presque le premier, donc la phalangette reste médiocrement rachitique. Cet homme marchait peu solidement étant enfant ; l'ongle ou corps de l'os le montre bien, mais il y a eu réparation active, car le développement ultérieur de la phalangette a amplement racheté la brièveté de l'ongle ; d'autre part, notre homme a acquis une assez belle taille.

Il nous présente une autre particularité : ses dents répondent au type 3, mais portent une ligne horizontale de ponctuations brunes à 2 millimètres du bord ; il en a beaucoup comme cela.

Le troisième rachitique un peu marqué de ce type, est un homme qui n'a marché qu'à 13 mois, était boulot. Il présente des marques assez nettes, également réparties aux bras et aux jambes, les dents sont comme celles du sujet précédent. $\alpha = 100$, ce qui est passable, mais $\beta = 47$, qui est nettement mauvais, donc phalangette assez fortement rachitique. Très-peu de lunule, bien qu'il ait un peu maigri.

Une femme qui n'a marché qu'à 2 ans et demi, est convalescente de fièvre typhoïde, arc 12, très-sudoral ; en dehors de cela, elle a eu des douleurs articulaires. Peu de chose aux jambes, mais aux bras forte saillie cubitale ; dents très-belles. $\alpha = 70$ et $\beta = 48$. Ces deux chiffres appartiennent à une phalangette fortement rachitique ; très-petite lunule cependant : elle est de Bade, il est vrai.

TYPE 6.

3 sujets, 3 lunules ; deux sont de la Bourgogne (Burgundes) et un du Loiret (Franks ou Anglais).

La forme irrégulière de ce type doit tenir à une exagération des courbures normales de l'os ; exagérez, par exemple, celles de la figure 7 (à l'ongle hippocratique 1re partie).

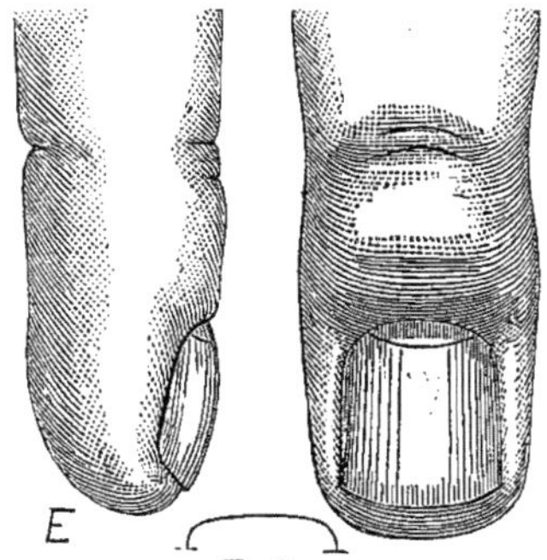

Pour deux de ces sujets, le corps de l'os mesuré sur l'ongle est resté long, mais la base épaisse doit faire penser au rachitisme, nous concluons à une affection tardive, et cela est confirmé par ce fait que les dents, 4 et 5, ont été touchées.

Le troisième, qui a marché un peu plus tard que ses frères, dit-il, offre des marques assez nettes, plus fortes aux jambes, mais les dents répondent au type 2. $\alpha = 90$ $\beta = 50$; le premier chiffre est sensiblement rachitique ; il annonce que l'ongle et le corps de l'os, qui lui correspond, sont restés courts. En joignant à cela l'absence d'altérations dentaires, nous conclurons à un rachitisme bien moins tardif que celui des deux autres sujets du même type.

Cet homme est l'une des très-rares exceptions à la loi du rhumatisme : il transpire très-facilement, a l'arc 17, mais ne mentionne qu'une douleur douteuse depuis l'âge de 15 ans (il a 26 ans), bien qu'il ait couché au rez-de-chaussée pendant trois ans, et souvent sur la terre. En revanche, il s'enrhume très-facilement, et son père serait mort d'une laryngite qui aurait duré trois ans.

TYPE 7.

Il semble être un type 1, court. 7 lunules sur 10 sujets ; ce sont surtout des hérédités germaines : Alsace, Lorraine, Flandres.

Ce doigt, comme tous les autres, du reste, est variable comme volume ; il existe, plus petit, chez des femmes.

Les sueurs sont abondantes, arcs de la série B.

T. 7.

OBSERVATIONS NOTABLES.

Une femme enceinte, domestique, épaisseur d'ongle 21 au lieu de 36, moyenne de cette profession.

Un emphysémateux, qui a longtemps habité l'humidité et transpire très-facilement : mais pas de rhumatisme. Est à l'hôpital pour son affection bronchique ; nous le citons comme faisant exception à la loi du rhumatisme. Mais ne peut-on admettre que la localisation bronchique remplace les déterminations musculo-articulaires, qui, dès lors, prennent le chemin du poumon ?

Rachitisme assez net, un peu plus fort aux jambes, dents petites. $= 100$, $\beta = 47.5$; d'après ces chiffres, la phalangette est assez rachitique ; cet homme est né petit, a marché de bonne heure, mais était boulot. Il est de la Meuse (lunule).

Une grosse alsacienne de 30 ans, tumeur syphilitique intracrânienne ; amaurotique depuis trois ans. Prend de l'iodure de potassium depuis des années, actuellement 7 grammes par jour. Toutes ses dents répondent au type 5. Cette femme m'affirme qu'elles n'ont pas toujours été comme cela, que c'est depuis qu'elle a fait usage du KI. J'accepte son explication, d'autant plus qu'il n'y a rien de rachitique nulle part et que la phalangette fournit deux bons chiffres, $\alpha = 113$, $\beta = 52$. Elle est de taille moyenne.

Un jardinier, 31 ans, en est déjà à sa cinquième attaque de rhumatisme, un peu d'insuffisance mitrale ; il travaille souvent à l'humidité, et habite le rez-de-chaussée ; il prétend ne transpirer que très-modérément, et pourtant boirait beaucoup d'eau, sans uriner pour cela notablement.

Un tailleur de pierres, 52 ans, pas de rhumatismes, transpire facilement, métier dur ; a quelquefois couché au rez-de-chaussée quand il est à Paris. Il m'assure avoir des précautions, et notamment tirerait son lit vers le milieu de la chambre.

Une femme convalescente de fièvre typhoïde, épaisseur d'ongle 41 au lieu de 34,6 ; elle vient de faire une maladie à sueurs. L'arc ne répond plus à la série B, comme les précédents ; mais il est désigné comme régulièrement arqué, série A, par conséquent. Nous aurions affaire à une incurvation rapide, déterminée très-probablement par sa maladie.

TYPES 8 et 8 bis.

Ce sont des formes de doigt régulières, se rapprochant des types 1, 2 et 3. L'ongle, plus large en bas, affecte une figure ogivale.

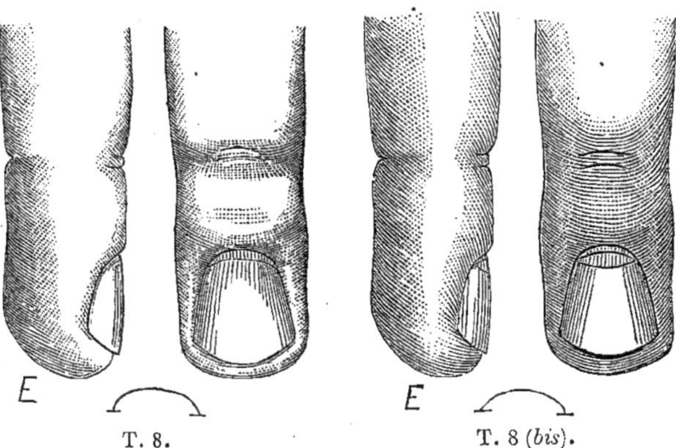

Ils se rencontrent dans des races très-diverses, mais surtout dans l'Ile-de-France (Franks).

En général, l'arc appartient aux séries A et C, c'est-à-dire à des courbures assez régulières, variables comme degré suivant les individus, mais répondant de préférence à des nuances moyennes.

Le rachitisme des sujets est très-léger, et cependant, sur 31, nous ne comptons que 5 lunules. Le rachitisme dentaire est assez fréquent ; nous savons qu'il est lié en général à l'apparition tardive de la maladie, lorsque déjà le squelette et la phalangette sont assez résistants pour souffrir peu de l'affection.

OBSERVATIONS NOTABLES.

Un jeune homme de 27 ans, vomique pleurale, répétée pendant un mois, extrême faiblesse. Pendant les cinq semaines suivantes, il reprend considérablement et sort guéri après trois mois de maladie en tout. Il est signalé comme rachitisme douteux. $\alpha = 108$, $\beta = 47$, c'est-à-dire que, du côté de la phalangette, il y a quelque chose d'assez net : le premier chiffre est bon, mais il est détruit par 47.

Femme qui vient d'accoucher ; épaisseur d'ongle 25 au lieu de 34,6, moyenne normale des femmes. Transpire facilement, mais jamais de rhumatismes, bien qu'elle ait habité le rez-de-chaussée pendant un an : il n'y faisait jamais froid, car elle y entretenait du feu.

Grande femme qui a marché à 18 mois. $\alpha = 96$, $\beta = 48$; la phalangette est donc sensiblement atteinte. Les jambes sont un peu en cerceau, genoux un peu forts ; les bras sont de même assez nettement touchés. Mais le doigt n'a pas la forme infantile, le rachitisme n'en est pas très-marqué, en somme ; c'est pourquoi cette femme a pu accoucher sans difficulté, il y a deux jours, d'un enfant d'assez bonne apparence ; il n'est pas petit, en tout cas.

Une autre femme a eu quatre enfants à terme assez forts ; dents très-rachitiques, très-peu de chose au reste du corps. $\alpha = 100$ et $\beta = 53$; le premier chiffre est passable, mais le second est bon, donc accouchements ordinaires.

Un homme a marché tard et difficilement ; marques légères aux jambes, plus fortes aux bras, dents 5. $\alpha = 100$ $\beta = 46$; le premier est médiocre, le second est très-nettement mauvais : donc rachitisme net de la phalangette.

Dans le type 8 *bis*, à lunule, nous trouvons :
Une femme dont les traces rachitiques sont insensibles aux jambes, mais plus nettement accusées aux bras ; a des dents 5. Elle a marché à 9 mois, quoique maladive avant cette époque. Elle a accouché facilement deux fois à terme, d'enfants assez forts. $\alpha = 109$, $\beta = 51$. Ces deux chiffres sont bons.

Une petite femme qui offre une lunule, est en train de se tuberculiser, le sommet droit commence. Très-scrofuleuse, elle a marché à 9 mois, était très-boulotte. Accouchements faciles, cinq enfants . petits. $\alpha = 91$, $\beta = 50$; la phalangette est assez rachitique, mais les enfants sont petits. Quelques traces sur le squelette, mais également réparties.

Une femme de taille moyenne, qui n'a marché qu'à 3 ans et dèmi, et qui, par cela même, devrait être considérée comme nettement rachitique, ne présente que des marques légères et également réparties. $\alpha = 96$, $\beta = 51$. La phalangette est, d'après cela, à la limite ; cette femme a donc pu accoucher très-facilement d'un enfant petit.
Elle est à l'hôpital pour son enfant qui a un an, se tuberculise et naturellement se rachitise, car ce n'est pas un signe de bonne nutrition que d'arriver au tubercule. Ce petit malheureux présente nettement sur son médius le type 33, mélange d'hippocratisme et de forme infantile ; c'est un doigt hippocratique d'enfant.
Quant à la mère, elle marche sûrement à la tuberculose dont elle présente tous les signes rationnels, mais elle n'offre pas de disposition hippocratique. Pas d'hérédité, mais sur huit frères et sœurs, sept sont déjà morts de la poitrine de 17 à 20 ans.

TYPES 9 et 9 bis.

Ces deux doigts se rapprochent beaucoup des précédents, mais ils sont plus carrés, vus de profil ; la pulpe est un peu plus saillante, sans doute, comme dans le type 5, à cause de la forme de l'arc unguéal qui appartient à la série B.

L'ongle n'est pas ogival comme dans les précédents, mais carré.

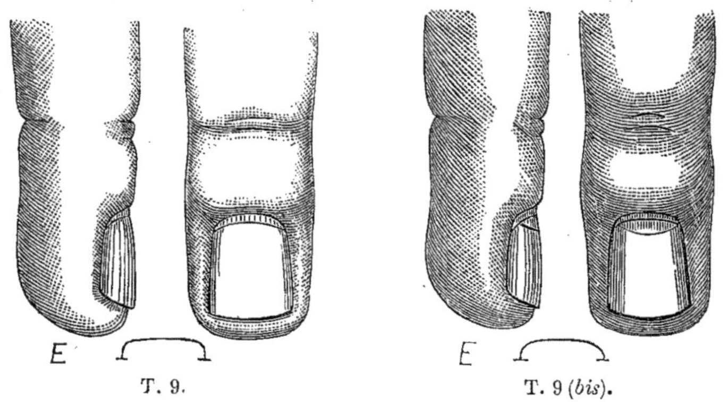

Ethnologie variée, peu de rachitisme, diaphorèse assez forte.

1/3 de rhumatisants, 4 lunules pour 15 sujets.

OBSERVATIONS NOTABLES.

Une Bretonne de 28 ans, brodeuse à la machine, transpire très-facilement et continuellement, arc 12. Elle est exposée, à tout instant, aux courants d'air. Il y a neuf mois, elle commença à ressentir des douleurs articulaires, mais ne fut pas obligée de prendre le lit. Ces douleurs persistaient depuis sept mois, lorsque apparut une pleurésie ; elle fut tout à fait malade. Un beau matin, en s'éveillant, elle s'aperçut que le ventre était très-gros et qu'elle avait les jambes enflées. Quand elle entra à l'hôpital, le diagnostic porté, après un examen très-complet, fut cirrhose du foie ; seule l'étiologie offrit des difficultés. Quelque temps après, il y a de cela trois mois, on lui fit une ponction ; depuis les jambes et le ventre ont diminué, sans toutefois être revenus complètement à leur volume normal, du moins pour l'abdomen. Depuis six semaines, la malade va beaucoup mieux, l'ascite ne s'est pas reproduite ; cette femme quitte l'hôpital après avoir repris son embonpoint.

Ne retrouvons-nous pas, dans tout cela, l'étiologie rhumatismale, avec métastase sur la plèvre d'abord, sur le foie ensuite. Mais il est un fait initial, les douleurs erratiques, et une cause primordiale, une sueur très-facile ; nous maintenons l'étiologie *a sudore* et faisons de cette cirrhose, puisque cirrhose a été diagnostiquée, une maladie rhumatismale, quelle que soit la façon d'entendre le mot.

Une femme de 21 ans, grande, mince, a marché à 10 mois; n'a eu ses premières dents qu'à 2 ans, pour ne commencer à les perdre qu'à 16 ans. On pourrait croire d'après cela à un fort rachitisme effectif; il n'en est rien, les dents sont belles et répondent au type 3. Il y a très-peu de chose aux jambes et rien de sensible aux bras. Elle a eu deux enfants à terme, gros et faciles, ce qui ne nous étonne pas, avec des coefficients comme ceux-ci : $\alpha = 125$, $\beta = 55$, excellents.

Au 9 *bis*, est une jeune fille de 21 ans, dessinatrice. Elle transpire beaucoup, d'habitude, et porte 46 d'épaisseur d'ongle. Elle prend une légère varioloïde, l'ongle après guérison est tombé à 44.

Une jeune fille de 18 ans, chlorotique, n'a marché qu'à deux ans passés. Elle ne présente rien comme rachitisme, à peine un peu de doute aux jambes. $\alpha = 118$, $\beta = 47$. L'avantage reste marqué pour α, donc la phalangette n'est pas rachitique. Il faut remarquer que cette jeune fille est de la Hollande, et il m'a semblé que la phalangette des races allemandes était un peu plus courte, en général.

Un homme de 26 ans, convalescent d'une fièvre typhoïde de trente-cinq jours. La lunule, qui était cachée avant sa maladie, est maintenant visible dans une étendue de 1 millimètre. Il a des déformations assez fortes aux jambes. $\alpha = 108$, $\beta = 40$; les deux chiffres se compensent, donc la phalangette n'est que peu rachitique.

Une jeune fille de 19 ans, convalescente de fièvre typhoïde, épaisseur d'ongle 46; celui-ci est devenu fortement sudoral, 12 de la série B, du fait de sa maladie, car ordinairement elle ne transpire que modérément.

Une femme de taille moyenne, marche à 11 mois. A eu trois enfants très-gros, facilement. $\alpha = 118$, $\beta = 50$, chiffres très-favorables, car si β est indifférent, l'autre est excellent.

TYPE 10.

Rappelle les types 9 et 9 *bis*, mais en raccourci.

Nous trouvons que le rachitisme est en général un

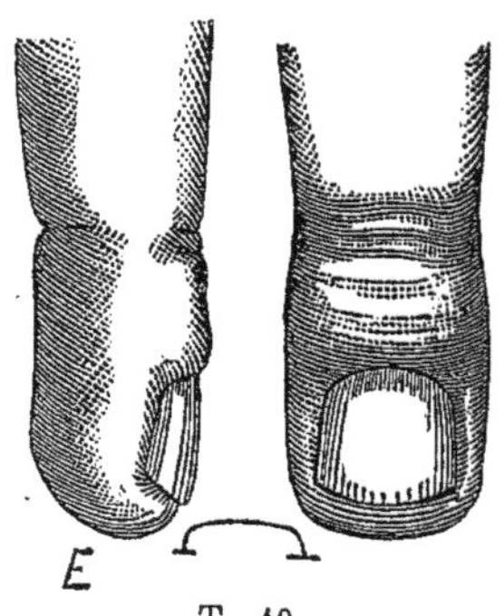

E

T. 10.

peu plus marqué. Sur 12 su-
jets, il n'y a que 2 lunules.
L'un est de l'Ile - de - France
(Franks), l'autre de la Savoie
(Germains).

Presque tous les arcs appartiennent aux séries B et C.

1/3 de rhumatisants, diaphorèse assez forte en général.

OBSERVATIONS NOTABLES.

Une jeune fille de 25 ans, existence très-irrégulière, est amaurotique
(non syphilitique). Le sommet droit est pris depuis quatre mois ;
l'épaisseur d'ongle n'a pas changé pendant tout ce temps. Elle transpire
assez fortement la nuit, arc 17. Les lunules sont devenues très-dif-
fuses, presque effacées, et le doigt qui, dans le principe, répondait au
type 10, représente actuellement un degré léger du type 28. Elle a
maigri et la peau semble plus terreuse.

Une femme atteinte de tuberculose aiguë, meurt en un mois avec le
type 10, non hippocratique.

Une femme qui a marché à 22 mois ; née jumelle, elle était maladive. Rachitisme très-léger un peu partout. $\alpha = 100$ et $\beta = 50$. Nous
rappelons que ces chiffres 100 et 50 servent de limite aux accouche-
chements faciles, mais que, en réalité, ils prouvent un certain rachitisme.

TYPE 11.

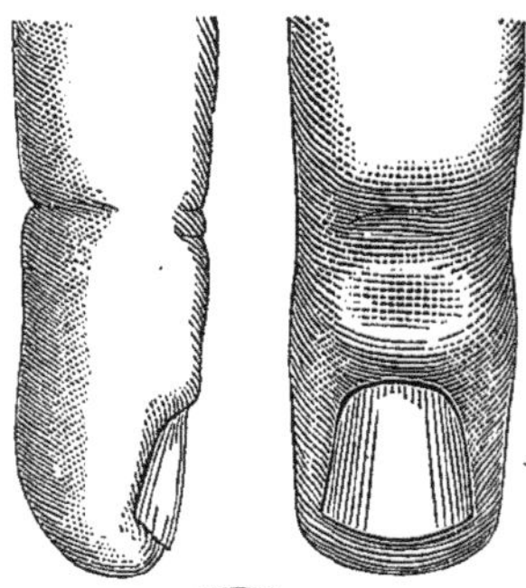

E

T·11·

11 sujets, 4 lunules. Le doigt
n'offre rien de particulier, vu
de dos ; mais de profil, la pulpe
est peu épaisse. Ce type n'est
pas très-fréquent, on le rencontre cependant quelquefois,
plus accentué encore, et la
chair sus unguéale offre une
grande épaisseur au-dessus du
plan de l'ongle.

Les arcs répondent à des types variables, mais appartenant le plus souvent à la série A. La diaphorèse n'est pas très-forte. Rachitisme très-léger. Les femmes sont en majorité, et en général réglées assez tard, 15 à 18 ans.

OBSERVATIONS NOTABLES.

Une femme de 33 ans, qui a marché à 4 ans : 8 enfants. Pas de rachitisme bien sensible. $\alpha = 100$, $\beta = 56$; la phalangette non plus n'est pas rachitique, car, si le premier chiffre est passable, le second est excellent; il y a eu réparation active, et malgré un retard considérable de la marche, cette femme est devenue d'une belle taille moyenne; c'est aussi à la même cause qu'on peut rattacher les faibles restes de l'affection; les courbures, notamment, se sont redressées.

Un homme de 20 ans, résection de l'humérus, suite de fracture comminutive, fin. Il y a eu suppuration abondante et marasme, ongle seulement 28 d'épaisseur; l'arc 17 répond à la transpiration qu'il accuse avoir éprouvée pendant cette maladie. Deux mois plus tard, il a repris très-sensiblement, l'arc 16 est moins accentué; il ne transpire plus maintenant.

Ulcère, suite d'une ancienne blessure, suppuration abondante, fin. Arc 9 de la série diaphorétique B. En raison des pertes faites par l'ulcère, l'ongle n'a que 29 d'épaisseur. Six semaines après cet examen, notre homme, qui est guéri, quitte l'hôpital ; à ce moment l'ongle a 38.

Une femme, trois accouchements faciles à terme, beaux enfants, coefficients excellents : $\alpha = 118$, $\beta = 57$. Marché à 9 mois, pas de rachitisme sensible.

TYPES 12, 13 et 14.

En général fort peut rachitiques, 2 sujets seulement, sur 23, ont d'assez fortes déformations aux jambes, ont marché tard; en revanche, très-peu de chose aux autres parties. Leurs phalangettes, sans être très-bonnes, sont cependant au-dessus des niveaux limites.

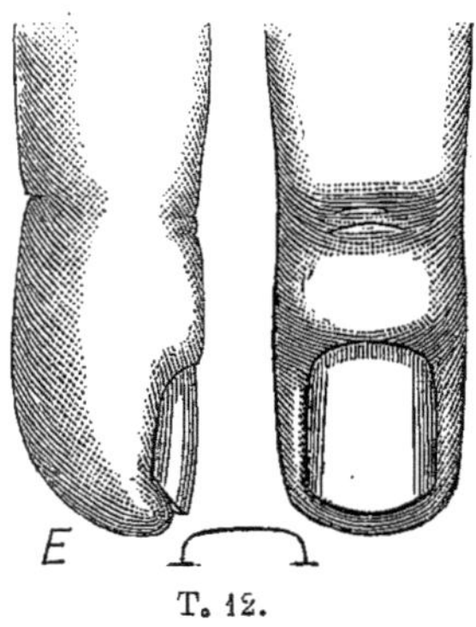

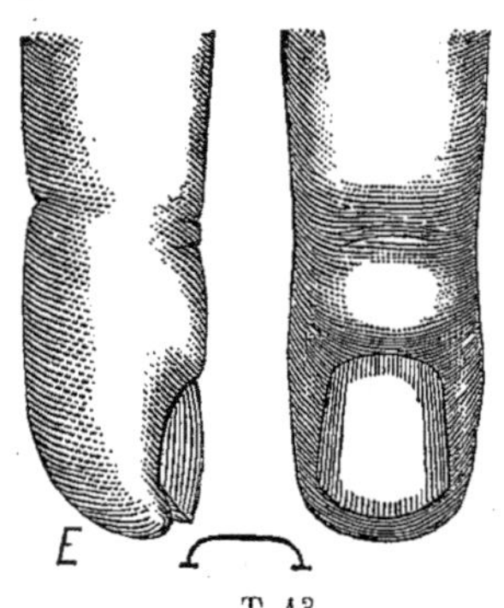

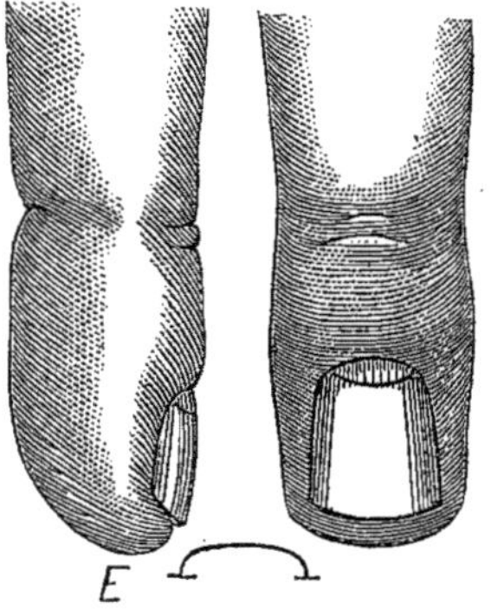

Ongles de formes variables, ogives ou carrés ; pulpe en ca-rène sans mamelon palmaire. Un tiers des sujets ont des lunules; ethnologie variée. Dia-phorèse forte, arcs générale-ment accentués, épaisseur éga-lement.

OBSERVATIONS NOTABLES.

Uue femme, un peu au-dessus de la taille moyenne, a eu 4 gros en-fants à terme, assez facilement. $\alpha = 117$, $\beta = 53$. Ces chiffres sont très-bons. Rachitisme très-douteux partout, les dents seules sont un peu touchées 4.

Une femme moyenne a marché et parlé très-tard. Fort peu de chose aux jambes, bras un peu plus marqués, dents 2. $\alpha = 110$ et $\beta = 51$, donc phalangette presque indemne. D'après mes notes et tableaux, j'estime qu'une phalangette n'est tout à fait exempte de rachitisme que si α atteint 120 et β 54.

Un artiste lyrique (?), ulcère variqueux, 31 seulement d'épaisseur.

Une femme atteinte de bronchite tuberculeuse depuis neuf mois, ne présente encore aucun hippocratisme. Cette femme est enceinte et offre une exception : l'épaisseur de l'ongle est 36, quelques semaines avant et après l'accouchement. On observe ordinairement chez les femmes enceintes des chiffres bien plus bas. L'hippocratisme n'est peut-être plus très-éloigné, car il y a six semaines, l'arc répondait au 16, maintenant il est passé au 17. Elle va plus mal actuellement, mais avait bien supporté sa grossesse.

Un homme paraplégique, myélite antéro-latérale, offre en deux mois une augmentation d'épaisseur de l'ongle, de 31 à 33. Bien que les bras soient sensiblement intacts, on peut admettre une diminution de l'influx nerveux et une augmentation de la sécrétion unguigène, comme nous en citerons des exemples dans les cas d'hémiplégie, par exemple, pour la main frappée d'impuissance.

Une femme, domestique, transpire ordinairement beaucoup, arc 11 de la série B qui répond en même temps à de grandes épaisseurs et à une diaphorèse élevée. Cette femme vient d'avoir un rhumatisme, et ce n'est pas son premier ; épaisseur 43.

Une femme de 24 ans, domestique, est très-anémique, épaisseur d'ongle 26 au lieu de 36, ne transpire jamais, arc 2.

TYPE 15.

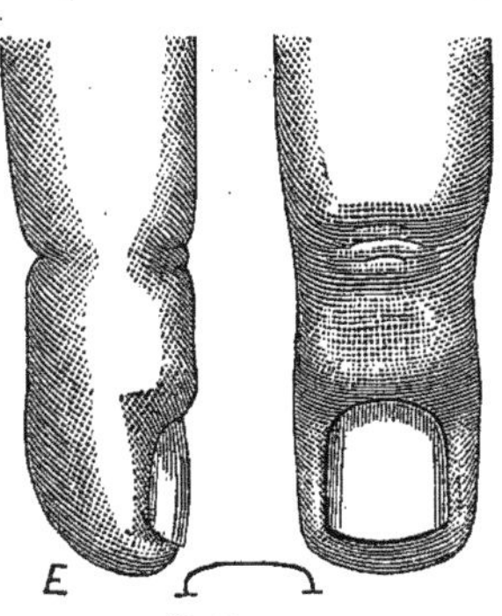

Phalangette mignonne et effilée, très-voisine des précédentes; appartient presque exclusivement à des femmes. 1/7 de lunules. Peu de rachitiques mais très-légèrement et uniformément marquées.

OBSERVATIONS NOTABLES.

Garçon de 15 ans, atteint de tumeur blanche du genou depuis 10 ans; pas de suppuration ; transpire beaucoup, mais seulement des mains, arc 6.

Femme de 21 ans, domestique, transpire très-difficilement ; ongle plat pour cette raison ; mais à cause de la profession, l'épaisseur est 40.

TYPE 16.

Ce type de phalangette est assez rare, comme forme primitive, et dans un certain nombre de cas, il faut bien le considérer commé un type hippocratique. Il ne sera

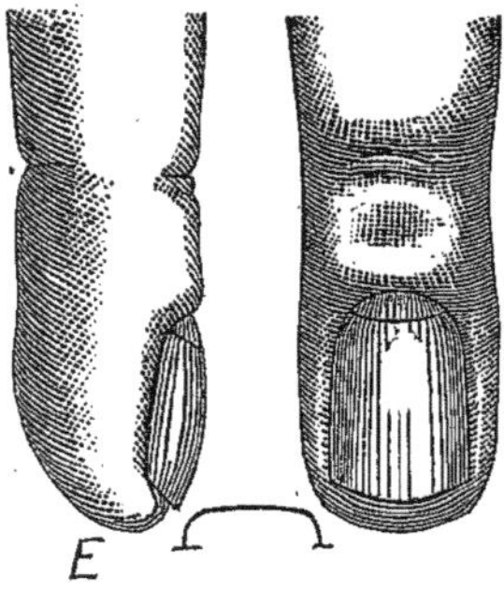

primitif que lorsque la persistance de la lunule éloignera l'idée d'hypertrophie cachectique ; c'est du reste la condition du plus grand nombre des sujets inscrits. Presque tous ont des lunules; et d'autre part, les traces de rachitisme sont très-douteuses ; un seul sujet présente des déformations assez nettes des jambes. Ethnologie très-variée. Arcs de la série B, presque tous 11 et 12. Un seul rhumatisant, il est vrai que seul il a de l'humidité dans son hygiène.

La forme bombée que présente l'ongle doit être attribuée à une forte courbure de l'os dans ce sens; ce serait l'exagération des inflexions de la figure 7 (1re partie). Presque tous les sujets sont d'une taille au-dessus de la moyenne.

OBSERVATIONS NOTABLES.

Un boulanger de 41 ans, hémiplégie droite : le côté paralysé présente un arc bien plus exagéré que le côté sain, il en est de même de la courbure longitudinale.

Une jeune femme de 31 ans, fleuriste, très-hémophile, comme son père, du reste, est atteinte d'hémiplégie gauche depuis un an. Depuis cette époque, elle n'a pas maigri, au contraire. Ordinairement elle transpire très-facilement, et depuis qu'elle est malade, bien qu'elle ne quitte jamais le lit. Voici le parallèle des deux côtés : 1° membre gauche paralysé, assez atrophié, arc 13, épaisseur 41 sur le milieu et 37 sur le côté. $\alpha = 125$. La main est constamment en moiteur, le bras est plus velu, et l'ongle de ce côté est très-inégal, rayé en long par de grosses côtes ; 2° membre droit sain : arc 19, épaisseur : milieu 33, côté 27. $\alpha = 100$.

Cette observation est intéressante, car nous y retrouvons l'influence de la transpiration, ou plus exactement du travail de la peau. Cette exagération de la production cutanée peut aller jusqu'à des lésions inflammatoires, ainsi que le professeur Charcot l'a signalé.

Relativement à l'ongle, l'état parétique des vaisseaux cutanés peut aller jusqu'à lui donner la forme hippocratique; nous en avons un exemple (tableau de l'hippocratisme, 1re partie). Les particularités que nous venons de signaler, nous les avons toujours retrouvées dans les hémiplégies, au degré près.

Une très-grande femme, carcinôme utérin. Aucune trace de rachitisme sensible. Elle a eu 8 enfants très-forts et très-faciles. $\alpha = 120$ et $\beta = 48$; le second n'est pas fameux, mais le premier chiffre est excellent. Des sujets de ce type, elle présente l'ongle le moins long et se rapprochant plus des dimensions normales. Les lunules sont fort difficiles à voir, à cause de l'anémie extrême, et c'est pour la dernière raison que l'épaisseur est tombée à 32.

Une autre femme très-grande a été arrêtée pendant 18 mois à l'âge de 3 ans. Elle n'offre que des traces très-douteuses aux bras et aux jambes, les dents n'ont pas été touchées. $\alpha = 130$, $\beta = 52$.

Il est bien probable qu'ici la suractivité réparatrice a donné un coup de fouet au développement déjà avancé du corps de l'os; effet qui se retrouve sur d'autres parties, puisque cette femme, au lieu de s'arrêter dans sa croissance, est devenue au contraire très-grande.

TYPE 16 *bis*.

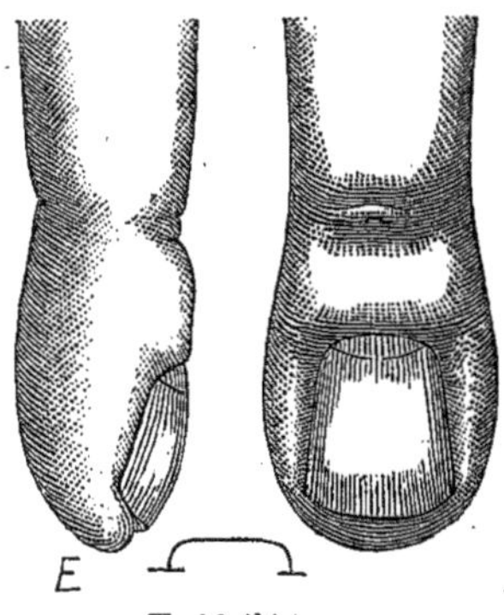

T. 16 (*bis*).

Se ràpproche beaucoup du précédent, si ce n'est que la phalangette, vue de dos, est très-élargie.

Je n'en ai qu'un seul exemple, et inclinerai volontiers, malgré la présence actuelle de la lunule, à admettre de l'hippocratisme.

Cet homme présente un peu de ratichisme; il a marché un peu tard, était boulot. $\alpha = 125$, $\beta = 48$. Ce malade est atteint de tubercules du sternum ; la suppuration est abondante. Six semaines après, il n'a pas maigri, au contraire, mais on dirait de la mauvaise graisse, suivant l'expression vulgaire. La lunule cette fois devient diffuse, l'arc 6 est maintenant devenu le 11, il a donc changé de forme pour se rapprocher de ce qui s'observe très-souvent dans l'hippocratisme; l'ongle n'avait auparavant que 36, cette fois il a 37, et en présence de pertes de suppuration, cette augmentation semble confirmer un hippocratisme en voie de croissance. Il aurait beaucoup maigri depuis huit mois, et transpire beaucoup la nuit ; enfin, depuis qu'il est malade, il s'est pris à tousser un peu. Arrivera-t-il a la tuberculose pulmonaire ? c'est bien à craindre.

Nous entrons maintenant dans les types de doigts plus particulièrement frappés de rachitisme. Nous observons en conséquence un changement de forme qui se rapprochera le plus souvent du doigt des enfants ; la dénomination de *types infantiles* semble pour cette raison être un bon terme pour distinguer les doigts, de 17 à 27 inclusivement, des types précédents et des hippocratiques.

TYPES 17 et 17 *bis*.

Dans ces deux genres de doigts nous ne trouvons que 2 lunules sur 33 sujets, et encore appartiennent-elles au

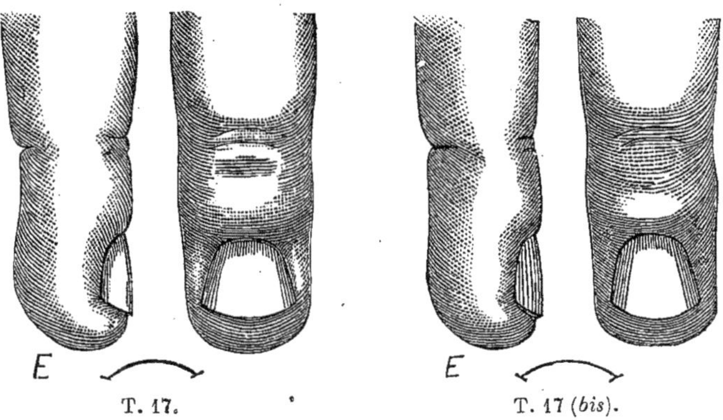

17 *bis* qui est moins rachitique que l'autre. En effet, il se rapproche davantage du type 3.

D'après ce que nous avons dit dans la première partie, les lunules doivent être rares dans les types infantiles puisqu'ils sont rachitiques.

Les arcs sont très-variables et répondent généralement à la série A; on comprend, du reste, que la diaphorèse des gens soit indépendante de la forme de leur squelette.

OBSERVATIONS NOTABLES.

M. Tillaux a opéré plusieurs fois, avec la plus grande innocuité des redressements du genou; un jeune homme de 14 à 15 ans, qui vient d'être opéré a le doigt 17. $\alpha = 86$ et $\beta\, 51$, le second est insuffisant à racheter le premier, donc la phalangette est nettement rachitique. Ce sujet était très-boulot étant jeune; il a peu de chose aux bras et de jolies dents 2. Si les genoux sont gros et fortement en dedans, les tibias sont très-longs et rectilignes; je conclus donc que ce garçon a été rachitique, mais que la réparation active, tout en redressant complètement les courbures primitives, a peut-être dépassé le but, relativement aux portions articulaires.

Une femme est à l'hôpital pour un enfant qui souffre, avant tout, d'inanition ; il se rachitise et offre le type hippocratique 33, nous en avons déjà cité un exemple.

Un homme qui, pendant sept ans, a couché sur la terre et n'en a jamais rien ressenti : il lui était impossible de transpirer.

Une femme atteinte d'épithélioma du col ; épaisseur d'ongle 25, le cancer n'est pas favorable à la production de l'ongle, évidemment à cause de la misère générale.

TYPE 18.

Comme dans les types précédents, la phalangette semble courte, charnue à l'extrémité. L'ongle resté en arrière est dépassé plus que d'habitude par la pulpe, sa racine semble enfoncée dans la chair, tandis que la pointe est relevée (voyez en outre la figure 9, 1re partie).

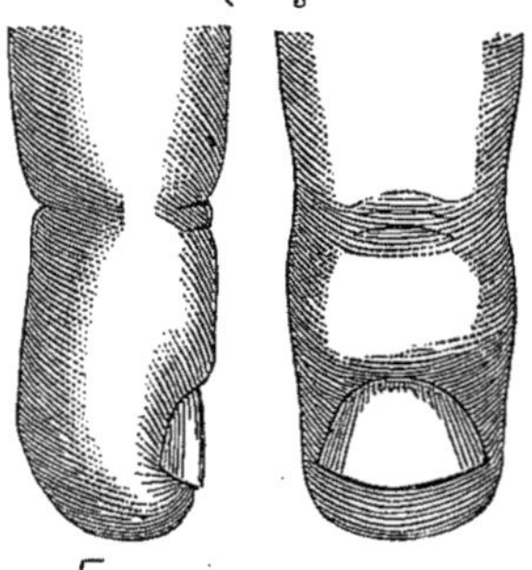

Ce doigt appartient à un rachitisme bien plus accentué que les deux précédents ; il y a en même temps une proportion notable de scrofuleux, ce qui ne saurait étonner. Le tempérament lymphatique appartient à l'enfant, le sanguin est la plus haute expression de celui de l'homme : la chair du jeune bœuf n'est point celle de l'animal adulte. Il y a donc une évolution que la misère entravera, tout en déterminant le rachitisme ; et le lymphatisme primitif, par cela même qu'il doit sa prolongation ou sa persistance au mauvais état général, a bien des chances de dégénérer en scrofule.

Il n'y a jamais de lunule dans le type 18, et le pouce lui-même en manque souvent ; c'est pourquoi l'absence de lunule au pouce dans une main très-rachitique, cesse d'être une preuve d'hippocratisme.

OBSERVATIONS NOTABLES.

Femme de 24 ans, cuisinière ; est chloro-anémique ; épaisseur d'ongle 24 au lieu de 36, cet état dure depuis six mois.

Un jeune homme de 21 ans, petit, scrofuleux, est atteint depuis six ans de coxalgie, sans suppuration. Il a 43 d'épaisseur, chiffre élevé pour un individu qui ne travaille pas ; mais, si nous remarquons qu'il est fortement couvert de cette acné folliculaire qu'on appelle punctata, on peut admettre un travail particulier de la peau.

Il était très-faible des jambes, étant jeune ; peu de chose aux jambes, bras plus atteints, dents 5. $\alpha = 73$ et $\beta = 51$. Le rachitisme de la phalangette est donc très-accentué.

Une jeune fille petite, chloro-anémique ; marché à 15 mois. Peu de chose aux jambes, mais bras plus marqués, dents 2. $\alpha = 73$, $\beta = 56$. Il y a presque compensation ; néanmoins, pour un accouchement il faudrait être sur ses gardes.

Un jeune homme de 18 ans, paveur, dont les dents n'ont pas encore fini de pousser, elles sont belles. Il n'a marché qu'à 18 mois ; rachitisme très-fort aux bras comme aux jambes. Les ongles sont trop usés pour permettre une mensuration précise.

Un jeune homme de 19 ans, journalier, atteint de mal de Pott. Marques rachitiques fortes, un peu moins aux jambes toutefois, dents 5. suppuration, émaciation, aucune lunule nulle part, même au pouce. Toux sèche depuis 4 à 5 mois, épaisseur 33, au lieu de 38,7. Les coeffients sont $\alpha = 70$, $\beta = 54$; le second ne peut racheter le premier, donc rachitisme assez fort de la phalangette.

Une grande femme, qui a marché à 18 mois. Rachitisme assez net, surtout aux jambes ; pas d'enfants. $\alpha = 61$, $\beta = 48$, phalangette fortement rachitique. Les dents sont presques indemnes, abcès froids : épaisseur d'ongle 31 au lieu de 34,6.

Petite femme, marché à 18 mois, scrofuleuse, figure de bossue. Jambes assez fortement déformées, peu de chose de sensible aux bras, dents 2. $\alpha = 55$, $\beta = 53$; le second chiffre est loin de pouvoir racheter le premier ; donc la phalangette est fortement rachitique.

TYPE 19.

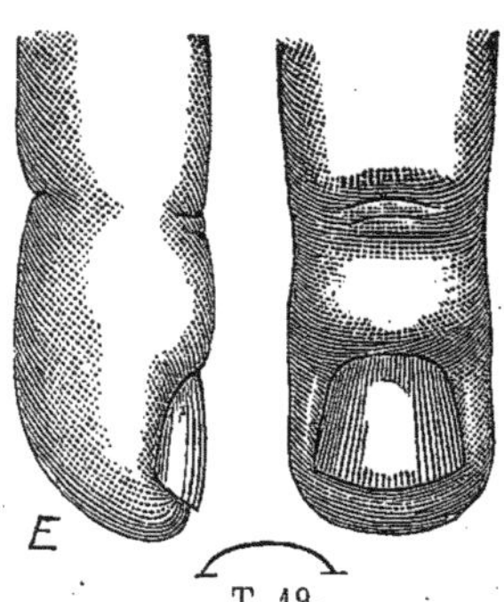

Ce doigt se rapproche du 17 mais l'extrémité de la pulpe est moins saillante, et la ligne palmaire plus en carène. Pas de lunule ; rachitisme très-variable, mais en général peu marqué.

Ce doigt pourrait être le rachitique des types 12 et 15.

OBSERVATIONS NOTABLES.

Une femme de 20 ans, taille moyenne, pas d'enfants. Après avoir marché à un an, a été arrêtée par la variole de 2 à 5 ans, serait restée longtemps petite. Marques rachitiques assez légères aux bras et aux jambes, dents 7, belles, mais courtes et espacées. $\alpha = 100$, $\beta = 48$, donc rachitisme assez net, sans être fort, de la phalangette.

Un jeune homme qui en est à son huitième ou neuvième rhumatisme; il ne présentait pas de lunule, mais après six semaines, en raison d'un grand amaigrissement, le derme sus-unguéal s'est retiré de près de 2 mill. et laisse voir la lunule.

Une femme de 28 ans, domestique; rachitisme très-modéré un peu de lunule (Bourgogne). Elle est atteinte de pleurésie droite, n'offre encore rien de sensible comme phymie, mais a beaucoup maigri et crachait abondamment le sang il y a quinze jours. Son doigt commence à tourner vers le type 33.

TYPE 20.

Ce doigt est l'analogue du précédent, plus effilé de dos. Il se produit ici , ce que nous avons mentionné à

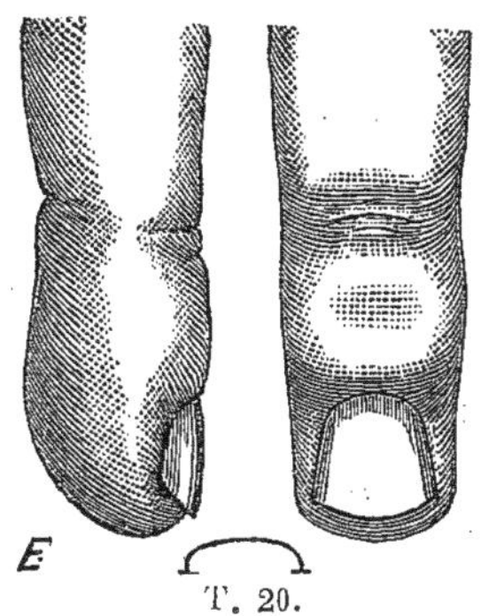

E

T. 20.

propos du 5 : l'ongle abattu sur les côtés, comprime les chairs et les repousse vers la face palmaire, Il en résulte que le doigt est étroit et épais.

Le rachitisme est peu marqué chez les individus de ce type, d'ailleurs rare (je n'en ai que 4); pas de lunule. 2 des sujets ont les jambes assez fortement déformées, mais les bras n'offrent rien de bien sensible.

OBSERVATIONS NOTABLES.

Femme de 32 ans, taille moyenne; n'aurait pas marché de très-bonne heure. Jambes assez fortement déformées; bras, rien de sensible. = 100, β = 52 ; la phalangette ne serait donc qu'un peu rachitique.

TYPES 21, 22 et 22 bis.

Ces doigts semblent être les infantiles des types 12, 13

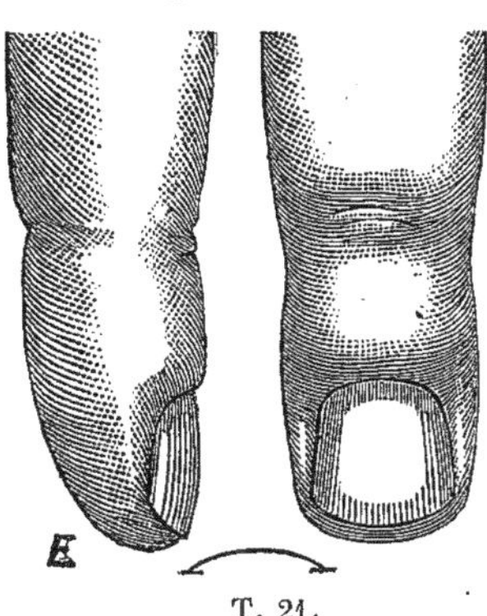

E

T. 21.

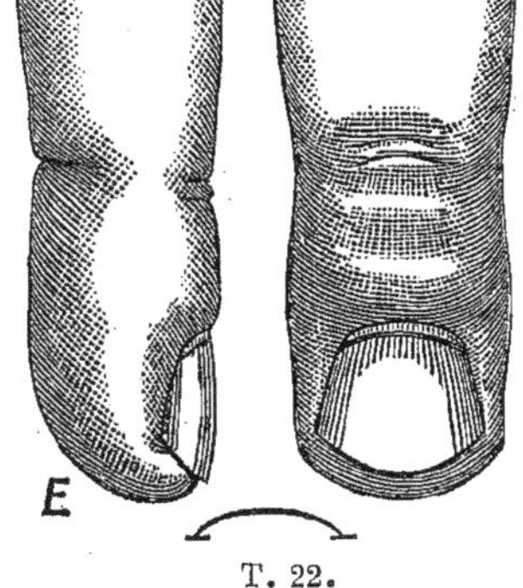

E

T. 22.

et 14. Le type 21 est remarquable par le peu d'épaisseur de sa pulpe; l'ongle est en général très-plat; le rachitisme y est très-léger, et, bien que l'ongle semble court, la longueur de la phalangette reste au-dessus du niveau-

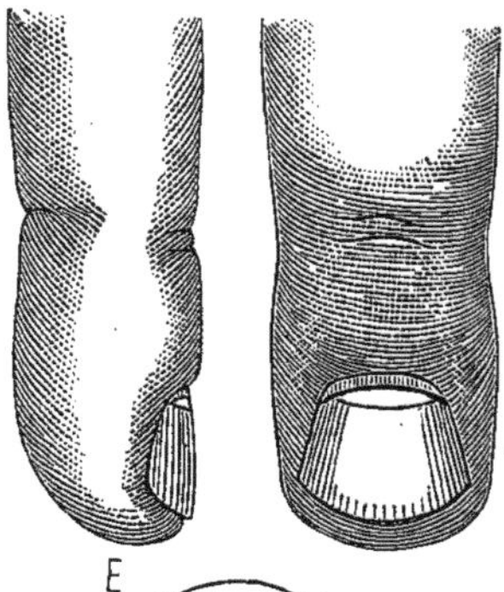

E

T. 22 (*bis*).

limite. Ce type est rare, nous n'en avons que 4 exemples, et n'offre rien de notable à si-gnaler, si ce n'est une femme qui, venant d'accoucher, n'a que 23 d'épaisseur au lieu de 34,6.

Les types 22 et 22 *bis*, sont très-fréquents : 26 du premier et 6 du second, qui offre une lunule.

Les arcs sont très-variables de forme, beaucoup de 9, série B.

Le rachitisme est, en général, moyen; mais les jambes sont presque toutes plus marquées que les bras. Comme rachitisme dentaire, très-peu; la grande majorité répond au type 2; du reste, tout porte à croire que la maladie a atteint les sujets tout jeunes.

OBSERVATIONS NOTABLES.

Un homme de 40 ans, très-hémophile, est hémiplégique depuis huit mois, n'a marché qu'à 7 ans, a été noué. Petite taille, rachitisme très-fort des jambes, moins accentué aux bras. Les dimensions du doigt n'ont malheureusement pas été prises. Du côté paralysé, l'ongle est beaucoup plus arqué que de l'autre, un peu plus épais aussi; cette main est presque constamment en moiteur.

Une femme qui n'a jamais pu transpirer, aussi n'a-t-elle pas pris de douleurs, malgré un logement humide. Cette absence du travail de la peau fait tomber à 33 l'épaisseur de l'ongle, qui est en moyenne 36,2 pour les blanchisseuses.

Une femme, fin de métro-péritonite puerpérale, dont le début remonte à dix jours, a beaucoup transpiré. L'épaisseur de l'ongle est 29 au lieu de 34,6. Elle serait probablement encore moindre, si depuis ces dix jours elle ne transpirait.

Un déménageur, dyspepsie alcoolique, 45 ans; dents 5, jambes nettement arquées, bras également. Taille moyenne, $\alpha = 93, \beta = 45$; phalangette fortement rachitique, surtout par le second chiffre.

Un petit homme, également déménageur; lunulle nulle part. Cela se comprend, car la phalangette est fortement rachitique, surtout dans son corps, $\alpha = 83$. Nous rappelons que quand les doigts sont fortement rachitiques, surtout par le coefficient α, le pouce lui-même est privé de lunule. Nous citons ce malade, un peu comme exception, car il faut généralement un peu plus de rachitisme des mains, pour que le pouce soit privé de lunule.

Un tonnelier, 39 ans, petit et assez fortement rachitique de partout. Très-hémophile, il transpire difficilement, si ce n'est aux pieds; aussi n'a-t-il pas de douleurs dans un rez-de-chaussée humide qu'il a habité trois ans, tandis que sa femme n'a pas eu la même chance. Il était très-boulot étant jeune, $\alpha = 89, \beta = 51$. La phalangette est assez rachitique sans cependant l'être beaucoup. La profession étant dure, l'ongle a 41 d'épaisseur. Il est probable que cette homme transpire facilement des mains, comme il le dit des pieds, car il présente l'arc 9; mais il est quelque peu abruti, et il n'est pas facile d'en tirer des réponses bien nettes.

Homme petit, qui n'a marché qu'à 2 ans : un peu de rachitisme partout. $\alpha = 100, \beta = 46$: la phalangette semble un peu plus touchée, surtout par β.

Petite femme qui n'a marché qu'à 4 ans, était boulotte et très-courte. Nettement rachitique de partout, surtout des jambes. Ma note porte qu'il y a tendance à l'hippocratisme, vers le type 34. Elle est atteinte d'insuffisance mitrale prononcée, $\alpha = 110, \beta = 47$. La phalangette semble être un peu moins touchée que le reste; mais nous avons déjà mentionné, aux accouchements, que l'hippocratisme augmentait les coefficients. L'arc transversal devient déjà hippocratique, car il est assez accentué déjà et appartient à la série C, que l'on rencontre très-souvent dans ce cas.

Petite femme maigriotte, de 21 ans. Assez fortement rachitique de partout, mais dents 2. $\alpha = 95$ et $\beta = 47$. La phalangette est d'après cela assez fortement rachitique. Marché à 1 an, réglée à 17. Enceinte de 8 mois pour la première fois.

Un homme, appareilleur au gaz, atteint de paralysie générale depuis treize mois, transpire très-modérément. Il ne travaille plus depuis longtemps, épaisseur 30 à gauche, et 33 à droite, côté plus paralysé.

Homme de peine, atteint d'une bronchite chronique depuis quinze ans; cyanose prononcée des ongles, mais pas d'hippocratisme. Peut-être commence-t-il, car il y a un peu de courbure longitudinale; cependant on ne peut l'affirmer. Arc assez plat. Est-ce l'un des cas où le rachitisme dissimule le commencement du phénomène? Il n'a marché qu'à 3 ans, était noué; les jambes sont arquées, et les bras sont un peu touchés. $\alpha = 103$ et $\beta = 58$. Ce dernier chiffre est excellent et il n'y aurait probablement rien à craindre s'il s'agissait d'un accouchement. 58 prouve qu'il y a eu une réparation active qui, tout en laissant le corps court, a rendu à la partie spongieuse plus de longueur qu'elle n'en avait perdu par le ramollissement.

Au type 22 *bis* est un mécanicien (de Versailles, Franks), atteint d'une fracture de jambe; taille moyenne. Cet homme a été examiné trois fois en quatre mois, il m'a dit avoir transpiré assez souvent depuis qu'il est malade; l'arc était primitivement le 4, série A; il est passé au 16, série C, qui répond à une diaphorèse plus forte. C'est pourquoi, malgré un certain amaigrissement, l'ongle a peu diminué d'épaisseur, de 44 à 43. Cet homme a marché tard, et avec des béquilles, il présente aux bras des marques très-nettes, mais on ne peut examiner les jambes. $\alpha = 89$, $\beta = 54$. Il y a compensation très-suffisante; il y a donc eu réparation active après la maladie.

Une fille de 25 ans, scrofuleuse, est atteinte de gastrorrhagies mensuelles depuis deux ans, et tousse depuis cette époque, mais aucun signe physique; transpire beaucoup la nuit.

Après six semaines, son ongle assez plat tend à s'incurver de profil, tournerait-il un jour au 33? lunule de 1 millimètre (Picardie). Un peu de rachitisme partout, mais léger. Ne sait à quel âge elle a marché, en tous cas elle est fort laide, tête plate, courte et carrée. $\alpha = 96$, $\beta = 47$: la phalangette est nettement rachitique.

Type 23.

Doigt fort laid; plus large qu'épais, terminé carrément; arcs plats en général. Rachitisme fort, notamment pour les jambes; beaucoup de belles dents, 1 et 2,

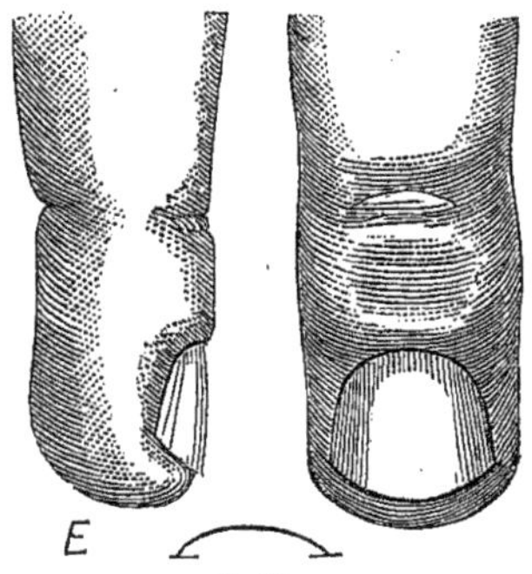

E

T. 23.

OBSERVATIONS NOTABLES.

rarement 5. C'est évidemment du rachitisme précoce ; 1 lunule sur 15 sujets. On peut le considérer comme le type infantile du 9 ou du 8.

Un cocher, petit, est resté gros et court jusqu'à 14 ans. Très-fortes déformations des jambes, dents absentes ; bras assez fortement touchés. $\alpha = 86$, $\beta = 48$; la phalangette l'est donc très-nettement aussi. Epaisseur professionnelle 48, au lieu de 41, moyenne des professions dures.

Atteint de rhumatisme, cet homme a beaucoup transpiré ; aussi, un mois après il a 50 ; l'arc s'étant aussi accentué un peu plus, l'ongle a perdu un millim. de sa largeur.

Un employé aux écritures, atteint d'orchite blennorrhagique suppurée. Je cite ce malade un peu comme exception : il a eu 48 d'épaisseur, ce qui est étonnant pour sa profession, surtout qu'il prétend ne pas transpirer. Arc 8, qui répond, il est vrai, à la forte épaisseur. Enfin ses marques rachitiques sont très-légères en apparence, quoique les têtes de phalanges soient épaisses et ramassées ; le bras est gros du bas, saillie cubitale forte. $\alpha = 89$, $\beta = 47$; donc la phalangette est assez fortement rachitique. Il est d'une taille plutôt au-dessus de la moyenne et ne sait à quel âge il a marché.

Femme de 32 ans, malade depuis des années, d'une diarrhée avec sang ; maigrit de plus en plus, transpire très-fréquemment la nuit depuis 18 mois, arc 17. Elle ne tousse pas, ou du moins rarement et jamais de sang, même en filets. Cette femme arrivera un jour à se tuberculiser, en tous cas l'ongle accuse l'influence des pertes, il n'a que 24 d'épaisseur au lieu de 34,6.

Cocher, taille moyenne, assez fort, cheveux noirs très-serrés. Il a marché de bonne heure, mais était très-boulot. N'a de la lunule nulle part, bien qu'il prétende en avoir eu à tous les doigts. Cet homme se trompe évidemment, car, à moins d'hippocratisme, il en resterait au pouce. Très-peu de chose aux jambes, mais os énormes dans toute leur étendue ; bras très-gros du bas ; les dents très-mauvaises n'offrent rien de saillant. $\alpha = 89$, $\beta = 57$. Les chiffres se compensent très-largement. Nous avons dès lors l'explication de ces os gros et peu déformés des jambes ; ils ont dû être redressés par une réparation active, comme la phalangette a regagné, et au-delà, sa longueur. Epaisseur profession-nelle 52, au lieu de 44.

Un peintre en voitures, caverne au sommet ; pas le moindre hippo-cratisme. Le professeur Chauffard a diagnostiqué une pneumonie ca-séeuse ; ce qui rend compte de l'absence du phénomène unguéal : cet homme a rapidement maigri, car sa peau est flasque et ridée. La mau-vaise évolution de sa pneumonie peut être attribuée à une intoxication saturnine qui a duré sept mois et dont il est convalescent.

Type 24.

Ce doigt, fort laid, est peu commun. L'ongle a une forme ogivale ; plat, il reste enfoncé dans la chair qui

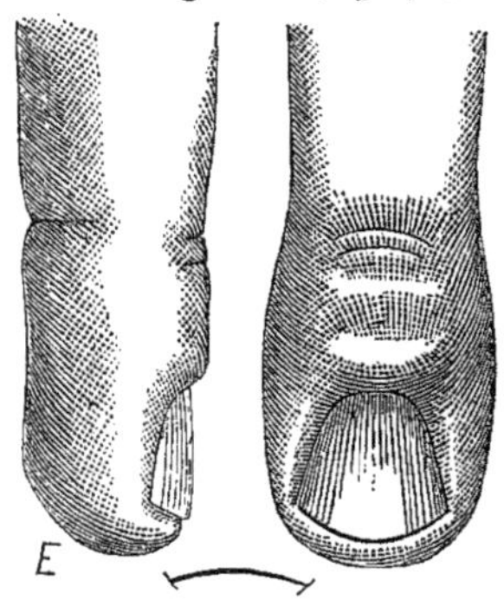

lui forme comme un lit. Il ne serait guère rachitique. Sur 4 sujets qui l'ont présenté, 3 sont petits et 1 de taille moyenne. Le rachitisme est très-léger pour ces quatre individus ; il en est de même de la phalan-gette. Ainsi, $\alpha = 109$, $\beta = 53$, telles sont sensiblement les moyennes de ce doigt. En tout cas, il n'est pas signe de bonne santé, car 2 sujets sont tuberculeux.

Type 25.

Ce doigt est bien nettement rachitique, et peut être considéré comme une forme infantile des types 12, 13 et 14.

Presque tous les arcs appartiennent à la série A. Les sujets sont nettement rachitiques, surtout des jambes. Au contraire, les dents sont intactes, ou ont fort peu de chose : 1 et 2. Nous concluons à du rachitisme précoce; 2 dystocies sur 3 femmes qui ont eu des enfants.

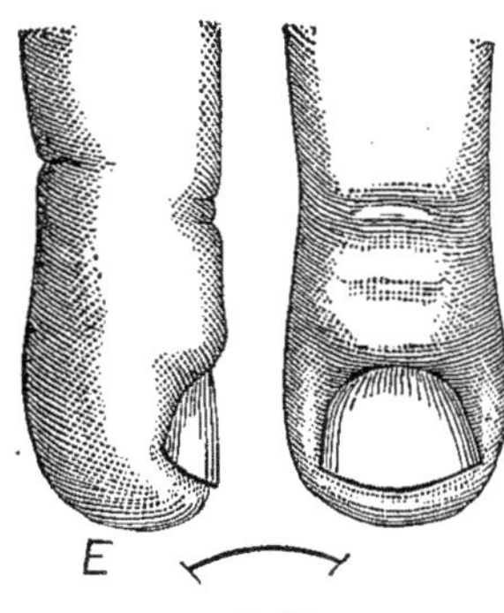

T. 25.

Celle qui n'a pas eu d'enfants a 18 ans ; elle est petite, a d'abord commencé à marcher, mais presque aussitôt interrompue jusqu'à 9 ans. Dents très-belles, 2, léger ; jambes nettementdéformées et courtes; pas grand'chose de sensible aux bras; $\alpha = 86$, $\beta = 48$. La pha

langette est, d'après cela, nettement rachitique ; de plus, il n'y a pas eu grande activité dans, la réparation, car le doigt est resté court, ainsi que la femme.

TYPES 26 ET 27.

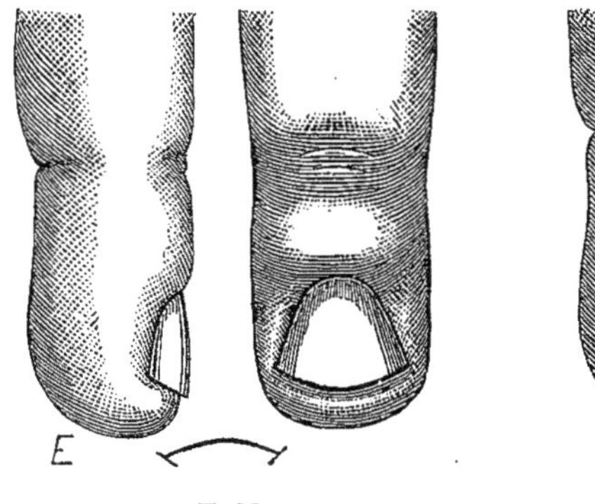

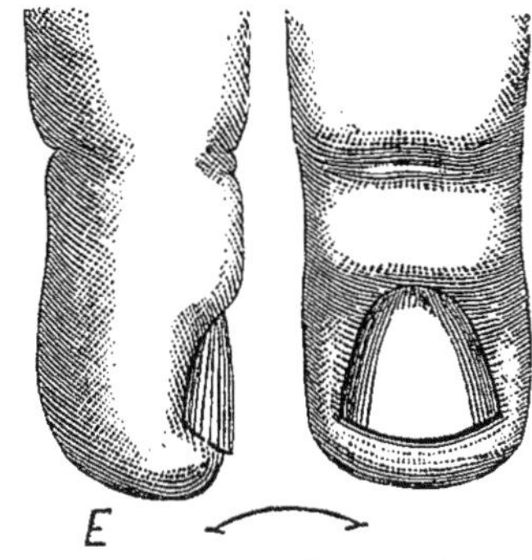

T. 26. T. 27.

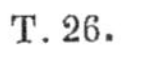

6 sujets pour chaque type], dont 3 à lunule pour le 27.

Ce sont des doigts nettement rachitiques, se rapprochant beaucoup des infantiles 17 et 18, mais bien plus charnus. Les ongles sont en ogive.

Nous trouvons d'assez fortes déformations, surtout aux jambes ; les dents sont, eu majorité, très-belles, 1 et 2. Les sujets ont presque tous marché tard ; c'est donc du rachitisme précoce, celui des types infantiles ; aussi la corps de l'os est-il court. Quant à la longueur de la phalangette, elle dépendra de la réparation, et précisément ici elle est longue. Il y a eu une certaine réparation pour 10 sujets ; 2 seulement sont petits ; les autres sont moyens, et 1 est très-grand. Ce dernier semble s'être plus activement réparé, car il est fort difficile de trouver quelque déviation aux tibias ; les articulations sont seulement plus grosses.

Observations notables.

Une jeune fille de 20 ans, anémique, a 32 d'épaisseur. Elle prend la fièvre typhoïde, l'ongle s'arque davantage (19) et augmente d'épaisseur, il arrive à 34.

Jambes assez arquées, dents belles, très-peu de chose aux bras. A marché à 10 mois, mais était mince et chétive pendant sa première année. $\alpha = 100$, $\beta = 57$; le premier chiffre est faible, mais le second est très-bon.

Un tailleur de pierre ne peut transpirer, arc 2. Il a habité deux ans, un rez-de-chaussée humide, mais sans en rien ressentir.

Le type 27 semble plus particulièrement être la forme infantile du 1.

Un cuisinier, 21 ans, a marché à 18 mois, était chétif, avait la diarrhée. Jambes arquées, bras assez gros du bas, saillie cubitale ; dents très-belles. $\alpha = 100$, $\beta = 54$. Nous voyons que la réparation s'est bien faite, car 54 est très-bon, et comme taille, notre homme est arrivé à dépasser la moyenne.

Un homme très-petit, 45 ans, tourneur en fer. Il a marché à 10 mois, mais était boulot, $\alpha = 96$, $\beta = 49$. Ici la longueur de la phalangette n'a pas repris le dessus, la réparation a été peu active. Les jambes sont restées assez déformées, les bras sont également assez marqués, mais tout cela dans des proportions modestes.

Un homme de 28 ans, domestique, très-grand et fort ; myélite chronique antéro-postérieure. A toujours transpiré facilement, arc entre 17 et 18. Dents un peu courtes, genre 2 ; peu de chose aux bras, jambes très-peu de chose également, genoux un peu en dedans. $\alpha = 96, \beta = 52$. La phalangette a été atteinte assez fortement, vu la brièveté de l'ongle répondant à celle du corps de l'os ; mais il y a eu réparation active, puisque β dépasse 50. C'est bien probablement pour semblable raison que cet homme a acquis une grande taille, et que ses jambes se sont redressées.

Nous terminerons cette série, en désignant le type 27 comme un doigt germain rachitique ; il répondrait à la forme infantile du 1.

Pour les 5 sujets dont l'origine a pu être nettement établie, nous trouvons : 2 Bourguignons (Burgondes), 1 des Ardennes, 1 de Reims, 1 dont les parents sont Belge et Lorrain, toutes races germaines ; enfin, comme coïncidence probante ; sur 6 sujets, 3 ont la lunule malgré la forme rachitique.

Doigts hippocratiques.

TYPES 28, 29 ET 30.

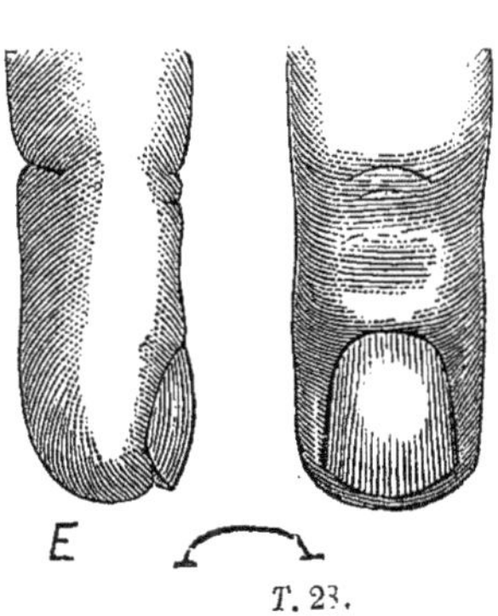

T. 28.

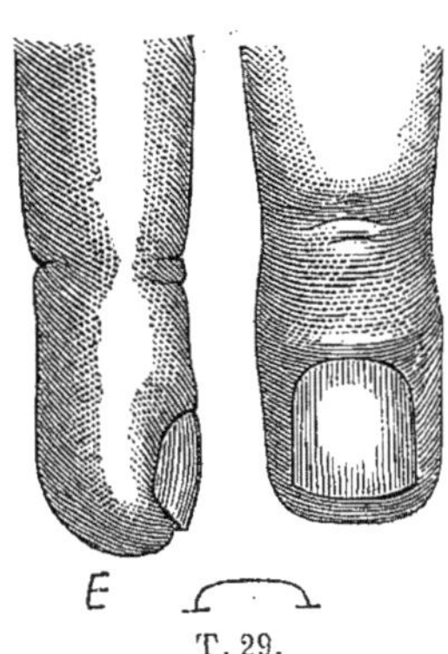

T. 29.

Ces doigts ont un caractère commun : nous savons que, dans le rachitisme, l'os de la phalangette est quelquefois très-concave supérieurement, et son extrémité dépasse notablement le bord libre de l'ongle.

Ceïui-ci, quand viendra l'hippocratisme, tendra à dépasser l'os, ainsi que nous l'avons vu dans la première partie ; mais la forme particulière du support retardera

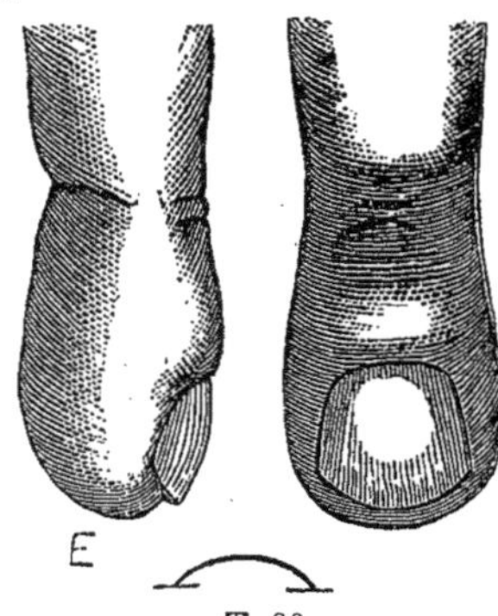

beaucoup le mouvement de bascule, qui ne sera possible que lorsque l'ongle aura dépassé l'extrémité de la phalangette osseuse. Dans ces trois figures, nous n'avons pas encore atteint le mouvement de bascule, et l'ensemble de l'ongle semble, surtout pour les deux premières, rester au-dessus du plan général du doigt.

L'hippocratisme est cependant prononcé, car l'arc transversal, qui s'accentue du fait ordinaire des progrès du phénomène, répond ici à des degrés élevés dans chaque série d'arcs. Par exemple, pour la série A, les arcs varient de 5 à 7, et sont surtout des 6.

La tuberculose n'excluant pas le rhumatisme, nous trouvons 1 quart de rhumatisants.

Les lunules sont rares, comme d'ailleurs dans tous les doigts hippocratiques.

Pour les sujets qui répondent aux trois types que nous examinons, les déformations rachitiques sont modérées ; les jambes sont peu arquées ; mais en revanche, le rachitisme dentaire est très-fréquent. Ainsi, 1 tiers des sujets présente la dent 5, et ce sont précisément ceux dont la phalangette a le moins souffert. Nous constatons encore une fois que le rachitisme tardif laisse des traces sur la seconde dentition, mais qu'à ce moment· le système osseux étant plus développé et plus robuste, la phalangette, comme les autres parties, est moins atteinte.

OBSERVATIONS NOTABLES.

Une jeune fille de 18 ans, grande, qui n'est encore que suspecte au point de vue de la tuberculose, a comme épaisseur 38. Trois mois après, la maladie a fait des progrès ; il y a des signes sensibles, le marasme est devenu rapide, l'ongle tombe à 34.

Une femme de 22 ans, très-petite et très-maigre, mère phthisique, est ici pour suites de couches très-difficiles, bien que l'enfant fût petit. La couche étant récente, l'ongle n'a que 24 au lieu de 30,5 pour les couturières.

Cette femme est la plus rachitique du groupe. $\alpha = 80$, $\beta = 47$. Phalangette d'autant plus rachitique que, nous l'avons plusieurs fois rappelé, il y a hippocratisme.

Une jeune femme blonde et anémique, 23 ans, petite ; dystocie décrite dans la première partie. Sa mère est morte à 17 ans et demi de la poitrine, et elle-même est atteinte d'une amygdalite chronique depuis 2 mois (serait-ce une détermination tuberculeuse? cela est rare, mais positif), elle maigrit beaucoup, transpire énormément la nuit, mais ne tousse pas ; elle a déjà eu deux pleurésies, et actuellement est enceinte de quatre mois.

Une femme atteinte depuis deux ans d'une suppuration du pubis.

Un forgeron de 40 ans, assez fort, kyste ou cirrhose du foie depuis quatre à cinq ans, ascite avec ictère alternant. Pas d'hérédité tuberculeuse, et rien jusqu'à présent ne peut faire songer à cela. Lunule très-diffuse ; épaisseur professionnelle 42, la moyenne de ces professions dures étant 41. Cet homme présenterait certainement plus d'épaisseur, si l'ongle n'était pas hippocratique. Il est vrai, d'un autre côté, qu'il ne peut transpirer, bien que forgeron. Il aurait couché pendant sept ans sur la terre sans en rien ressentir.

Au type 29, figure un homme de 43 ans, sans hérédité suspecte. Depuis seize mois qu'il est atteint d'une fracture du rachis, il est paraplégique et a des eschares. Toux hypostatique depuis deux mois; transpire beaucoup la nuit, a beaucoup maigri. Il porte l'arc 6 et 37 d'épaisseur d'ongle. Six semaines après, l'ongle a changé, il est passé à l'arc 11. Ce phénomène est fréquent dans l'hippocratisme, un ongle de la série A passe à une autre forme par les progrès du mal.

Femme de 24 ans, père phymique; six oncles tous morts de la même maladie; deux frères vivants, mais très-mauvaise santé. Cette femme supporte habituellement beaucoup de fatigue, a eu le ver solitaire, et de plus souffre d'une affection utérine. Elle a beaucoup maigri depuis six mois, tousse très-peu, règles très-irrégulières, digestions difficiles, en un mot toutes conditions d'une hyponutrition prolongée qui la conduira à la tuberculose.

Un homme de 30 ans présente, depuis deux ans au moins, une hypertrophie de la rate (35 centim. en long.) Cet homme transpire un peu la nuit, a eu de l'ascite, et sans marasme apparent, présente un certain état de langueur. Depuis quatre mois, son doigt devient hippocratique, et, bien que la pulpe soit flasque et ridée, le dos du doigt répond bien au 30, arc 16. Il est mort d'une variole.

Un homme de 35 ans, père et mère inconnus, atteint depuis quelques années d'une tumeur blanche, non suppurée, du genou, a fini par se tuberculiser, type 30.

Un homme de 38 ans, marchand ambulant, a le type 30 ; serait convalescent d'une albuminurie guérie. Ne tousse pas, aucune présomption de tuberculose ; père et mère inconnus.

Une femme de 32 ans, lunule de 2 millim. (Savoie), est atteinte de de tuberculose, arc 6. En dehors de cette maladie, cette femme transpire ordinairement beaucoup des mains ; elle a déjà des douleurs rhumatismales, assez fortes et erratiques. Aucune hérédité suspecte.

Une femme de 27 ans, phymie probable, depuis deux mois qu'elle est accouchée. Epaisseur d'ongle 28 au lieu de 34,6, Les lunules (Franche-Comté) sont presque effacées, diffuses. Avant sa couche elle était d'une faible santé.

TYPE 31.

Ce type est particulièrement intéressant, car, ainsi que le 33 que nous verrons plus loin, il représente un

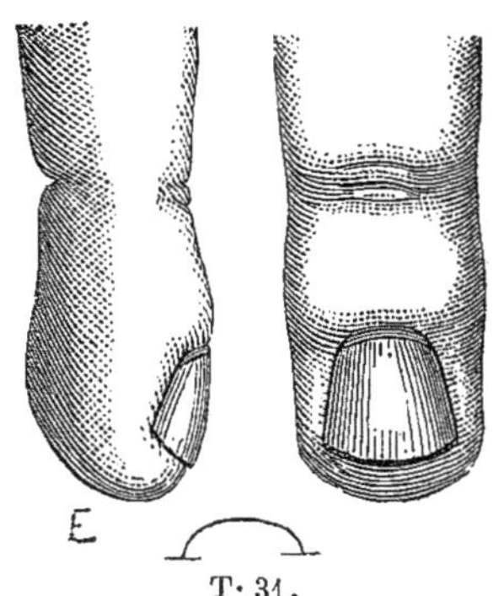

T· 31.

mélange égal de rachitisme et d'hyppocratisme. C'est le type infantile 17 devenu hippocratique. Il est assez fréquent, comme les doigts primitifs don il provient.

Comme rachitisme des sujets, la plus grande analogie se retrouve entre les deux catégories.

OBSERVATIONS NOTABLES.

Une femme de 32 ans (mère poitrinaire) tousse depuis six semaines seulement, mais est entrée pour un abcès péri-anal. Elle commence un type 31 ; l'hyponutrition s'est en outre révélée par la diminution d'épaisseur de l'ongle qui a 26 au lieu de 34,6.

Une petite femme de 22 ans est atteinte d'une suppuration de la colonne vertébrale (mal de Pott) depuis trois ans. Aucune présomption de tuberculose, les parents ne présentent rien de suspect ; mais ses deux frère et sœur sont toujours malades. Petite lunule de 1 millim. (Flandre), non encore disparue.

Une petite femme atteinte depuis trois ans d'une pelvi-péritonite, maigrit beaucoup, transpire beaucoup la nuit ; type 31, léger. Deux mois après, elle reprend un peu, même arc 18, même type léger : mais elle n'offre de lunule nulle part, pas même au pouce, est très-étonnée de n'en plus trouver.

Une chorée, troisième attaque, traces d'endocardite ; c'est une jeune fille de 19 ans, petite. Type 31, léger. Elle a craché le sang, il y a cinq mois, a maigri beaucoup et transpire la nuit ; mais ne tousse pas encore. Le père et la mère sont morts jeunes, ne sait de quoi. Nous ne ferons pas de cette enfant, une cardiaque mais une tuberculose à venir.

Femme de 22 ans, père et mère morts phthisiques ; 3 frères dont 2 morts de la poitrine à 14 et 21 ans. A été opérée d'un rétrécissement du rectum, suite de dysentérie et fistule. Tousse habituellement, mais depuis quatre à cinq ans, elle a de fréquentes diarrhées avec sang, digestion pénibles (tuberculose intestinale?)

Petite femme de 35 ans, père et mère inconnus; a depuis l'âge de 14 ans un prolapsus utérin. Elle a craché le sang il y a deux ans, et s'enrhume très-facilement. Rachitisme accentué, surtout aux jambes, presque toutes les dents sont rachitiques. Aurait marché tard, restée souffreteuse, mauvais nourriciers. Type 31, net. $\alpha = 100$, $\beta = 55$. Nous avons ici un rachitisme prolongé et cependant, à ne considérer que les coefficients, aurait fort peu touché la phalangette. Quelques réflexions ne seront pas inutiles.

En raison du rachitisme général, j'admettrais que dans le principe cette femme devait avoir le type 18. Que l'on compare ce doigt avec le 31 actuel; les modifications sont considérables et l'ongle dont le bord libre devait être primitivement très en arrière de l'extrémité osseuse, n'a pu arriver à la dépasser et à opérer son mouvement de bascule qu'à la condition d'amener un grand allongement apparent de la phalangette.

Il n'est pas exagéré d'évaluer à 3 millim. l'augmentation subie en longueur par l'extrémité du doigt (comparez les figures 8 et 9, première partie, mais en tenant compte que les différences sont encore moins grandes que dans le cas qui nous occupe); dès lors, les coefficients primitifs auraient été $\alpha = 70$ et $\beta = 49$, et certes nous n'allons pas au delà de la vraisemblance.

Nous concluons donc encore qu'un fort rachitisme du doigt peut être compensé par un fort hippocratisme.

Une femme de 35 ans, travaille à la mercerie; tuberculose avancée; dans le principe elle répondait au type 31, fort, mais deux mois après, elle passe au profil du type 20 et arc 7.

Une femme de 33 ans, qui a craché le sang il y a dix mois, a maigri un peu et transpire beaucoup la nuit. Elle est enrouée et tousse beaucoup. Règles pas reparues depuis son dernier accouchement, 7 mois. A son entrée à l'hôpital, je la notai avec le type 10, mais deux mois après, le profil commence à se rapprocher du 31. Quoique tuberculeuse, elle mange et digère bien, jusqu'à présent elle se maintient en passable état.

TYPE 32.

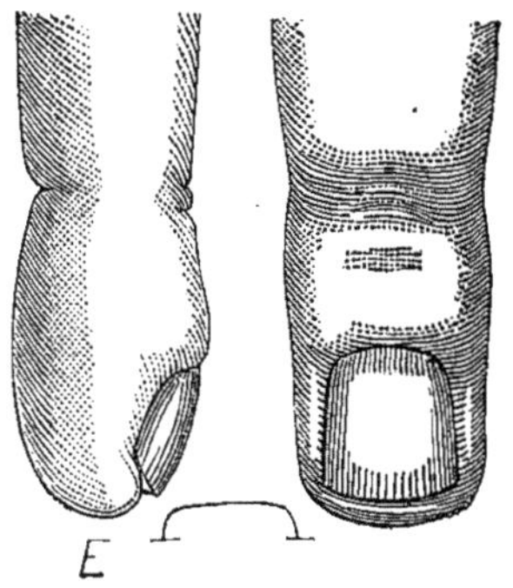

Ce doigt, assez rare, semble être l'hippocratique du 12 court. Les arcs appartiennent à la série B.

Il y a souvent une certaine infiltration du derme sus-unguéal.

OBSERVATIONS NOTABLES.

Une femme de 26 ans, est atteinte de rhumatisme généralisé depuis deux ans. Rien au poumon, mais le cœur présente le souffle du rétrécissement mitral, et les jours où elle reste debout, les piéds enflent. C'est donc un hippocratisme d'origine cardiaque.

Femme de 41 ans, également cardiaque, est à son quatrième rhumatisme. Insuffisance mitrale, souvent les chevilles enflent.

Un homme de 32 ans, professeur de lettres, atteint depuis deux mois d'albuminurie de Bright, a le type 32, léger. Les lunules ont disparu excepté au pouce, affirme en avoir eu aux autres doigts. L'ongle donne 45 d'épaisseur à gauche et 46 à droite, au lieu de 36,2 pour sa profession. Mais ses pertes en albumine vont se réfleter sur l'ongle, car déjà, sur la hauteur qui répondrait à la lunule, il y a un amincissement brusque ; le malade dit que cela a commencé depuis trois semaines. Il est évident que l'amincissement date de plus loin et d'après le chemin que l'ongle a dû parcourir depuis deux mois, j'estime qu'il y a eu coïncidence du début de la maladie avec une production moins abondante de cellules unguéales.

TYPES 33, 34 et 35.

Semblent être les hippocratiques des types 22 et 23.

Le 33 répondrait aux considérations que nous avons appliquées au 31.

Nous retrouvons encore la coïncidence des jambes

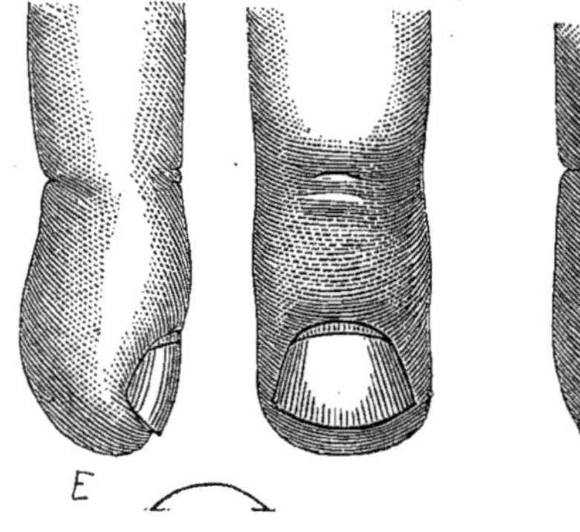

T. 33.

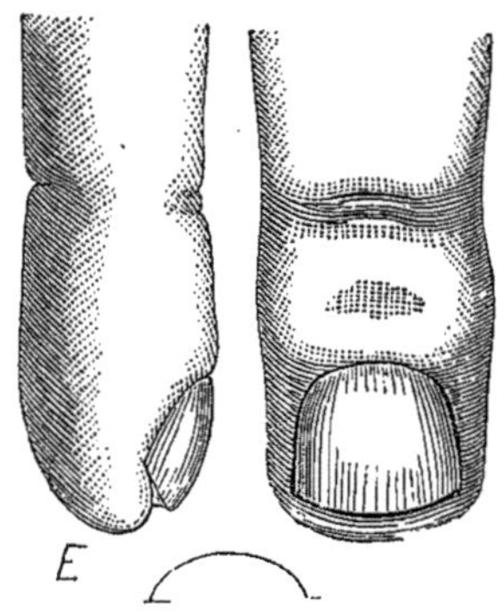

T. 34.

T. 35.

notablement rachitiques avec des dents intactes ou à peine touchées. Un seul sujet présente de fortes déformations des jambes et des dents 5 ; d'après son observation, je serais tenté de croire que, d'abord frappé une première fois étant tout jeune, il l'a été de nouveau un peu plus tard, vers l'époque de la seconde dentition.

OBSERVATIONS NOTABLES.

Femme de 23 ans, modiste, assez grande : phymie acquise, n'a marché qu'à 4 ans, figure allongée ; dents belles, jambes assez nettement marquées, peu de chose aux bras.

Type 33, pas de lunule, même au pouce. Tousse depuis deux ans, mais la maladie marche très-lentement ; elle n'a pas beaucoup maigri jusqu'à présent.

Trois mois après, la figure est plus altérée, la maladie approche de la phase de ramollissement, l'ongle s'est allongé de 2 millimètres, et le doigt gagne de plus en plus vers le type 39.

Cette femme a peu transpiré depuis qu'elle est malade ; est-ce le motif auquel il faut rapporter la faible incurvation transversale, arc 3 ?

A son entrée à l'hôpital, les coefficients étaient $\alpha = 83$ et $\beta = 53$.

Une femme de 45 ans, revient à l'hôpital pour la troisième fois, elle est atteinte de lésion mitrale dont le début date de 22 ans ; peau sèche et cyanosée, type 33.

Un jeune homme de 20 ans, très-petit, pleurésie sèche à gauche (?), malade depuis huit mois, maigrit depuis cinq mois, transpire quelquefois beaucoup la nuit, présente le type 33, puis deux mois plus tard un léger type 39, arc 18.

Homme de 29 ans, malade depuis dix mois, offre une période d'évolution assez rapide. Nulle part on ne trouve de lunule, ce qui étonne le malade. Deux mois après, il est passé au type 39 léger.

Au type 34 est un italien de 35 ans ; première attaque de rhumatisme et péricardite. Nous citons ce malade comme assez embarrassant. Il n'a d'hérédité de tuberculose, et la péricardite, si elle ne dissimule une lésion valvulaire, ne peut rendre compte de l'hippocratisme. Enfin ce malade est-il sur la pente de la tuberculose, ce qui n'empêche ni les rhumatismes, ni la péricardite ?

Une grande femme, bronchite tuberculeuse datant de un an , nous présente d'abord le type 33, et deux mois après le 34. Pendant cette période, l'ongle s'est rétréci et un peu allongé ; c'est-à-dire que l'arc s'est accentué davantage et qu'il a subi en longueur la croissance hippocratique.

Une femme de 38 ans, affection mitrale et hydrothorax, jamais de douleurs articulaires, mais plusieurs pleurésies et fluxions de poitrine. Palpitations depuis cinq ans, type 34. Nous avons déjà dit qu'il ne faut pas perdre de vue la possibilité de déterminations viscérales, quand un sujet semble faire exception à la loi du rhumatisme ; cette femme est un exemple particulièrement frappant, car elle accuse avoir éprouvé ses premières palpitations dans un rez-de-chaussée, sans avoir jamais ressenti de douleurs antérieurement.

Un peintre en bâtiment, âgé de 49 ans ; abcès ossifluent, début il y a deux ans, au niveau de l'échancrure sciatique, rendu 10 litres. Type 34, léger. En raison des pertes, l'épaisseur d'ongle tombe à 33, bien qu'il y ait hippocratisme et que celui-ci, par son influence, ait déterminé l'arc 11.

Au type 35 est un homme de 42 ans, petit ; hémiplégie gauche.
D'après la théorie du mécanisme hippocratique, nous comprenons que
la diminution de la tonicité vasculaire puisse arriver au même résultat
que la déchéance primitive de la fibre contractile. Mais il est une différence importante : dans l'hémiplégie, l'état général n'étant pas misé-
rable, l'ongle présente toujours du côté paralysé, et plus voisin de la
forme hippocratique, une plus grande épaisseur. Nous ne citons qu'un
hémiplégique porteur de doigt hippocratique ; parce que, nous étant
volontairement limité à l'examen du médius gauche, nous n'avions point
classé les doigts paralysés appartenant au membre droit.

TYPE 36.

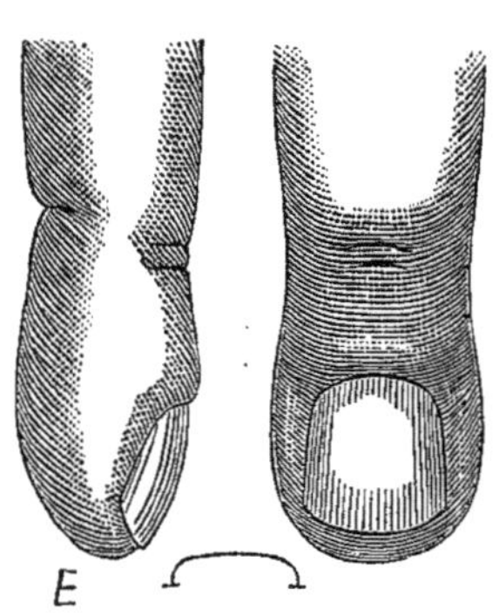

T. 36.

Assez commun, et même, en
général, la pulpe palmaire est
plus massive. Les arcs appartiennent presque tous à la série B. Ce doigt représente un
degré élevé d'hippocratisme.
Fort peu de rachitisme.

OBSERVATIONS NOTABLES.

Homme de 29 ans, maçon ; athrite fongueuse non suppurée. Ne
tousse pas et pourtant ses parents sont morts jeunes (?) Son doigt est
peu exagéré, arc 9, épaisseur 41, rien que d'ordinaire. Mais deux mois
plus tard, le malade a beaucoup maigri, il suppure abondamment, et
déjà l'ongle s'en ressent, l'épaisseur n'est plus que de 39. La lunule,
qui existait encore autrefois au pouce, est extrêmement diffuse, presque
invisible ; l'ongle s'est rétréci et allongé, et cette fois ma note accuse
le type 36 net ; le phénomène a donc progressé.

Femme de 21 ans, phlegmon iliaque ou pelvi-péritonite chronique,
anémie extrême, règles supprimées depuis quatre mois ; type 36 léger.

Homme de 30 ans, grand et assez fort ; rien au sommet, mais base
engouée. Malaria, mal réglée depuis trois mois, cachexie des plus évi-

dentes. La maladie a débuté après sept mois de séjour en Espagne dans une exploitation argentifère. Il offre déjà le type 36 net. Aucune hérédité suspecte, ne s'enrhume pas facilement. Sa femme est aussi malade que lui et de la même cause.

Une femme de 22 ans, pas d'hérédité suspecte. Maigrit depuis un an qu'elle est atteinte de métrite. Rien du côté de la poitrine, bien qu'elle s'enrhume facilement. A l'âge de 16 ans, elle a eu une pleurésie droite, serait toujours restée faible de santé.

Homme de 42 ans, cultivateur et puisatier, rétrécissement mitral ; rhnmatisme disséminé, mais continu depuis deux ans. Ordinairement il transpire très-facilement, arc 6 ; a les mains constamment en moiteur, et c'est à cela qu'il faut attribuer son énorme épaisseur d'ongle, 53. On peut, en outre, admettre une certaine influence professionnelle, bien que depuis longtemps cet homme ne travaille plus.

TYPES 37 et 38.

Le 37 serait un 38, mais avec le profil du 33
nous ne le reproduisons pas.

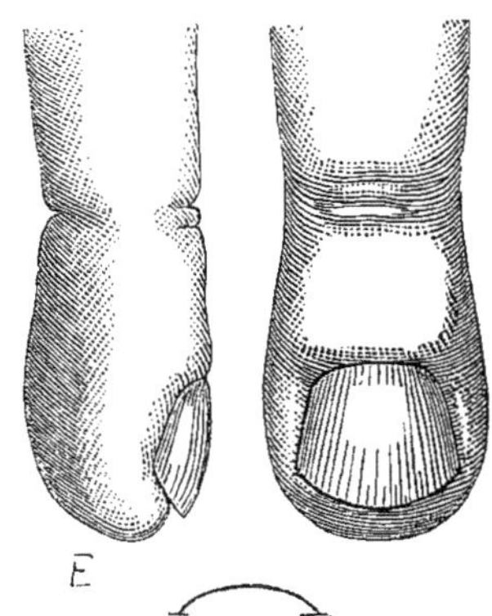

T. 37.

Ces doigts semblent être les hippocratiques du 25. Ils sont assez rares. Je n'en ai que six observations.

OBSERVATIONS NOTABLES.

Un homme de 41 ans, grand et mince ; phthisie laryngée. Mère morte à 28 ans, ne sait de quoi. Maigrit depuis quatre mois et transpire beaucoup la nuit. Les jambes sont en cerceaux, mais très-peu de chose aux bras ; figure longue. $\alpha = 80$, $\beta = 50$. C'est un exemple de réparation active : après un rachitisme assez marqué, la phalangette a

regagné en longueur ce que l'ongle avait perdu du fait de la maladie ;
tout le squelette s'en est ressenti, car notre homme est devenu grand.

Un employé de commerce, 41 ans, petit et fort. Fistules multiples de
l'urèthre depuis trois ans ; a été presque abandonné, tellement il était
épuisé. Aurait beaucoup repris. Type 37, sans aucune lunule, bien
entendu. Il pourrait très-bien finir par se tuberculiser, malgré un premier sauvetage, car, d'après de nouvelles mesures, prises un mois plus
tard, l'hippocratisme semble avoir plutôt augmenté.

Cet homme a encore un mauvais point, c'est qu'il a déjà subi des
accidents tertiaires quatre ans après le début d'une syphilis ; il a des
principes thérapeutiques arrêtés : du camphre, mais pas de mercure.

Un homme de 44 ans, arthrite fongueuse du pied et synovite fongueuse du poignet. Ne s'enrhume pas facilement, mais aurait eu la
malaria ; beaucoup maigri. Sa mère est morte en couches à 36 ans ;
trois frères et sœurs bien portants.

Une femme de 30 ans, cuisinière, aurait maigri par suite d'une mé-
thrite chronique ; en raison des pertes et de l'hyponutrition, elle n'a
que 32 d'épaisseur d'ongle, au lieu de 36, moyenne pour cette profession. Pas d'hérédité suspecte, mais prenons garde pour l'avenir.

TYPE 39.

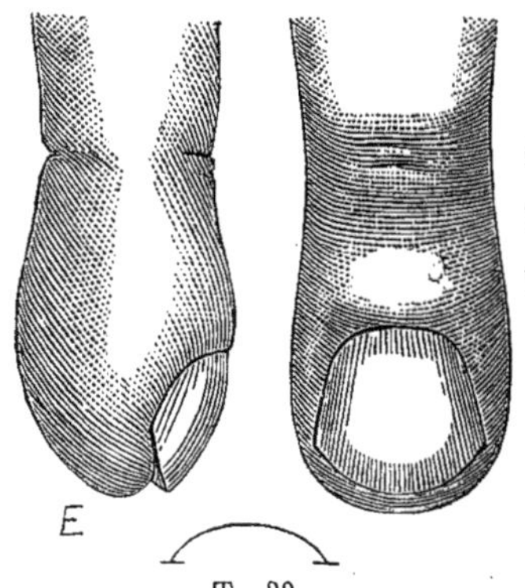

Est l'aboutissant de beaucoup
de types hippocratiques. C'est
un degré très-élevé du phénomène.

OBSERVATIONS NOTABLES.

Un cordonnier de 42 ans. Bronchite tuberculeuse qui dure depuis
cinq ans, porte en outre des traces de pleurésie sèche ; arc 4.

Trois mois après, l'ongle s'est encore allongé, le malade semble plus défait; l'arc a augmenté, il répond au 6 maintenant. Quant aux lunules, il en aurait eu autrefois; seul le pouce de la main droite en porte encore une, mais déjà très-diffuse. Depuis cinq mois, cet homme a dû renoncer au travail, sans pour cela garder le lit; jusqu'à présent la maladie a été fort lente, présentant des alternatives d'amélioration, mais, à l'avenir, sa marche promet d'être rapide, la constitution a été ruinée, le doigt l'indique.

Une femme de 44 ans, cancer du foie et de l'estomac, vérifié par l'autopsie; type 39 assez net.

<h2 style="text-align:center">TYPE 40.</h2>

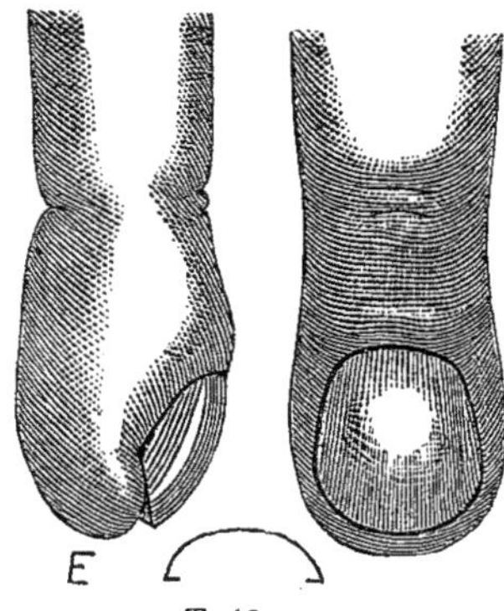

Ce type est rare, et, toutes proportions gardées, plus accentué encore que le précédent. L'ongle est hémisphérique, tellement il s'est courbé en tous sens. Nous en avons 5 sujets, dont un est particulièrement intéressant.

Un jeune homme de 25 ans, cultivateur, a pris, il y a un an, une pleurésie purulente d'emblée, avec début aigu. L'empyème a été pratiqué, et grâce à des lavages journaliers la cavité tend à disparaître sans accident. Depuis trois mois, ce malade reprend beaucoup et vient de partir pour Vincennes. Il présente une exception au type 40, c'est que transversalement la courbure est très-faible, tandis que l'ensemble du profil est exact. M. Pigeaux ayant observé la régression de l'hippocratisme, ce faible degré de courbure serait-il une preuve que le phénomène s'arrête et commence à diminuer?

Un homme petit, emballeur, offrant la succussion hippocratique, répond au type 40, peut-être un peu plus faible. Bien que le métier soit dur pour les mains, il n'a que 36 d'épaisseur au lieu de la moyenne 41; depuis longtemps l'ongle est soustrait à l'influence professionnelle pour ne subir que celle de la maladie.

Esbach.   10

Un menuisier tuberculeux, malade depuis six mois, a 36 au lieu de 44. La lunule persiste encore (il est de la Moselle). Deux mois après, il a un peu plus maigri et l'ongle est tombé à 33; l'arc qui, à la première visite, répond au 5, est devenu le 6 et par suite l'ongle s'est un peu rétréci, 1/2 millim.

Nous remarquerons, à propos de ce type 40 que, sur 5 sujets, 3 ont des lunules. Le degré prononcé du phénomène est ici indubitable; il faudra donc admettre, pour certaines formes hippocratiques, une disposition préalablement favorable, en vertu de laquelle l'hypertrophie a lieu surtout plus bas que la lunule et envahit difficilement celle-ci; nous allons vérifier cette interprétation, à propos du type 42.

TYPE 41.

Je n'ai que deux exemples de ce doigt dont l'un est encore plus exagéré, comme saillie de l'ongle en bas, que

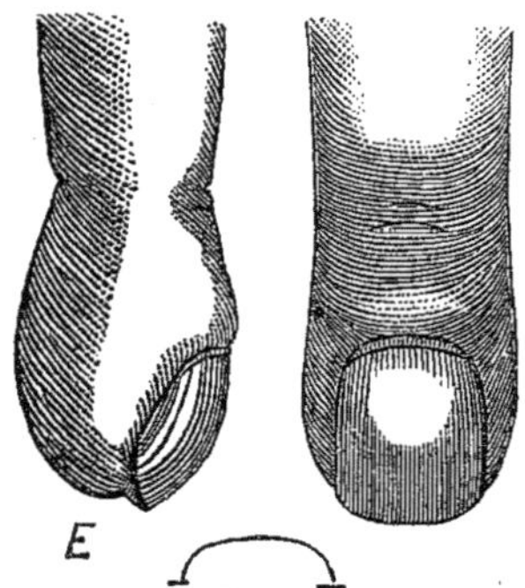

le dessin. Ils appartiennent à deux femmes tuberculeuses, dont un héréditaire. Le début de leur affection n'est pas très-ancien, mais elles ont préalablement supporté beaucoup de misère. Là est sans doute la cause d'une déformation aussi prononcée du doigt. On peut en outre invoquer une disposition favorable du réseau sous-unguéal.

TYPE 42.

Se rapproche du précédent par la saillie que fait la pointe de l'ongle; celui-ci est ovale et non plus carré.

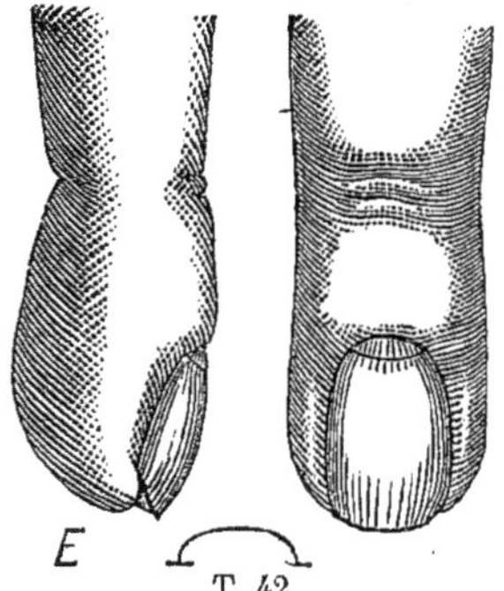

Sur 4 sujets, 2 ont la lunule, tous deux de Seine-et-Oise (Ile de France, race Franque). Il faut remarquer que, dans ce genre de doigt, l'hypertrophie sous - unguéale a porté surtout de haut en bas, car il n'y a pas de bosse sus-unguéale prononcée, et la lunule n'est pas nécessairement envahie. Ici encore il faut croire à une disposition spéciale du réseau veineux.

Observations notables.

Une grande femme, 36 ans, peau très-brune, cheveux noir ébène abondants et raides; type parfait de l'hystérique sans attaquec. Examinée par plusieurs médecins distingués des hôpitaux, on soupçonne quelque production hétérogène du côté de la matrice et de ses annexes mais il est impossible de décider un diagnostic. L'arc transversal de l'ongle est 19; épaisseur 36 prise deux fois à six semaines d'intervalle.

Malgré l'absence de tuberculose, cette femme mange peu, est très-maigre, digère difficilement, se dit faible. Il n'y a pas d'hérédité du côté des parents, mais elle a eu quatre sœurs, dont trois sont mortes toutes jeuues; il en reste une qui a 33 aus, tousse continuellement, est sèche et maigre; on la dit poitrinaire.

Quelle que soit la cause originelle qui, chez cette femme, détermine le type du doigt, j'en fais de l'hippocratisme, et non une variété anormale du doigt.

Un homme de 38 ans, convalescent d'ulcère variqueux, pas d'hérédité suspecte, pas de tuberculose, du moins jusqu'à présent.

Une femme très-grande, 40 ans, blanchisseuse, n'a jamais été réglée qu'une seule fois à 18 ans; était cependant solide de constitution. Lunule au doigt.

Depuis 6 mots, cette femme qui avait déja des vomissements aqueux le matin, s'est mise à vomir le sang presque tous les jours (ulcère stomacal?). Elle a considérablement maigri. Depuis sept semaines elle s'est prise à tousser, mais pas de crachats sanguins. A son entrée à l'hôpital, elle présente tous les symptômes d'une tuberculose rapide, fièvre intense, dyspnée, signes physiques. La peau est sèche et relâchée partout, la pulpe du doigt est ridée. Trois semaines après elle meurt.

On ne peut admettre ici que l'hippocratisme ait commencé seulement depuis sept semaines; ce temps est tout à fait insuffisant. D'autre part, l'hyponutrition antérieure est bien évidente, et c'est celle-ci qui, tout en conduisant cette femme à la tuberculose pulmonaire, a déterminé peu à peu le phénomène hippocratique très-accentué au moment où elle entre à l'hôpital (nous l'avons déjà mentionnée dans la première partie).

TYPE 43.

Type très-rare, mais fort beau comme hippocratisme, nous n'en avons que deux exemples.

Etendu en tous sens, l'ongle est néanmoins assez plat transversalement. Vue de dos, la phalangette est élargie, les chairs étant repoussées par le développement de l'ongle. Celui-ci, dans sa croissance longitudinale, a entraîné le derme sous-unguéal, qui dépasse le doigt, et il a fallu sans doute un très-long temps pour qu'un pareil résultat ait lieu.

Nos deux sujets sont malades, l'un depuis deux ans, tuberculeux, l'autre depuis quatre ans, pleurésie purulente.

Le dernier est un homme de 48 ans, grande taille ; dit avoir considérablement maigri ; n'a aucun soupçon d'hérédité, les parents étant morts à 73 et 74 ans; 3 frères, tous vivants et solides. L'état de cet homme s'améliore sensiblement depuis trois mois ; la cavité thoracique avait à ce moment la capacité d'un grand verre, aujourd'hui elle répond à celle d'un verre à liqueur. Je demande à ce malade s'il avait des lunules sur les ongles ; il est très-étonné de n'en plus trouver et affirme en avoir eu autrefois.

TABLE DES MATIÈRES

Paris. A. Parent, imprimeur de la Faculté de Médecine,

www.ingramcontent.com/pod-product-compliance
Ingram Content Group UK Ltd.
Pitfield, Milton Keynes, MK11 3LW, UK
UKHW022302070726
13614UKWH00002B/507